遊びに生きる子どもたち

ハイリスク児にもっと遊びを

松平千佳
Chika Matsudaira

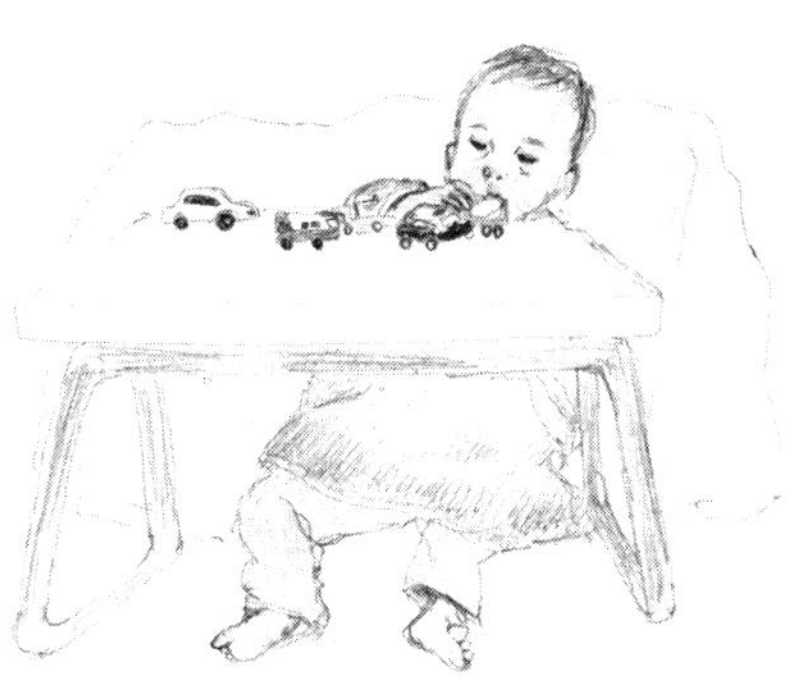

金木犀舎

はじめに

私が英国で初めてHospital Play Specialist（以下ＨＰＳ）に出会ったのは２００６年のことです。「遊びの専門家」という、日本にはない発想と、専門職として確立された遊びの技術、何より、遊ぶことで引き出される病児の生き生きとした姿に圧倒されました。その衝撃は大きく、日本の病児にもＨＰＳによる専門的支援を届けたいと思い、文部科学省の委託事業として、静岡県立大学短期大学部でＨＰＳ養成に着手しました。早いもので、十五年がたとうとしています。この十五年を振り返ってみると、実に多くの方々のご支援がありました。当時全く知られていなかったＨＰＳという専門職の養成を「とにかくやってみよう」と奮闘し、養成講座の原型を形作ってくださった大学の事務方の皆さん、そして学長、学部長の存在は大きな支えでした。つたない説明にもかかわらず、何かを感じてくださり講師を引き受けてくださった先生方にも深く感謝しています。ＨＰＳは、学際的な領域に位置づく専門職ですから、これまで対話したことのない様々な領域の方々とのかかわりを大事にしたからこそ、ここまで来ることができたのだと思っています。もちろん、応援してくださる方ばかりではなく、時に理解が得られず、批判やそしりを受けることもありました。十五年間は決して平坦な道のりではありませんでしたが、こうして振り返ってみると、応援してくださった方々だけでなく、厳しいご意見やご指摘もあったからこそ、今日の発展があったと、すべての出会いに感謝の気持ちでいっぱいです。

さて、今回出版いたしますこの本は、『遊びに生きる子どもたち』のタイトルどおり、日本にホスピタル・プレイを導入しようと試みるなかで、私自身が出会った子どもたち一人ひとりの物語を中心に、私がぶつかった壁や子どもを理解するうえで欠くことのできない思想や学問のエッセンスについてまとめたものです。難解な用語は避け、なるべく平易に書くように努めました。なぜなら、一人でも多くの人にこの本を手に取って読んでほしいと思ったからです。嬉しいことに、数年前から病児のお母さんやお父さんが、ホスピタル・プレイについて関心を持ち、書籍などを求めてくださるようになりました。専門家だけなく、広く一般の方々にも読んでいただければ幸いです。

この本の構成について簡単に説明します。Hospital Play Specialist は、文字通り「遊び」という言葉をど真ん中に据えた専門職です。私はＨＰＳの養成を始めてすぐ、もっと遊びについて学問する必要があると気づきました。この本では、現在私が考えている遊びに対する三つの学問的アプローチを紹介しています。一つ目は、子どもの「発達」です。二つ目は、子どもの「権利」です。そして、最後に、「子どもとして命を輝かせること」です。この三つの方向性から見たときに、なぜこれほど遊びが病児や被虐待児など、ハイリスク児に必要なのか理解していただけると思います。またコラムという形で、わたしが援助のエビデンスにしているアドラー派プレイ・セラピーの理論を紹介しています。アドラー派プレイ・セラピーを確立したテリー・コットマン博士についても、私を勇気づけた一つの大きな出会いとして記述しています。最後に、この本には十一名の子どもたちが登場します。プライバシー保護のため仮名としていますが、みな私が出会い、遊びを通してかかわった今を生きる子どもたちです。虐待を受けた子ども、親を亡くした子ども、強い痛みや身体の麻痺を感じている子ども、小さく産まれ自分の存在に疑問を持っていた子どもなど、みな難しい背景と課題を持った子どもたちです。こう書くと、彼らが置かれている環境に胸が押しつぶされそうになるかもしれませんが、実際のところ私が彼らから学んだことは、子どもとして生きることのたくましさ、豊かさと楽しさです。子どもの持つレジリエンスの力にいつも驚嘆しています。かかわりを通して、彼らの中に存在する子どもとしてのありように手が届いたとき、子どもたちが見せる伸びやかさはとても美しいものです。この本が、一人でも多くの人にハイリスクな子どもたちの存在に気づいてもらうきっかけになればと思います。それは、決して哀れみの対象としてではなく、子どもたちの持つ無限の可能性に目を向けてほしいということです。

子どもたちの可能性が開花するためには、遊ぶことが大切です。安心して遊び、世界とつながっていく喜びを見いだせるよう支援することが大人の役割ではないでしょうか。

この本を通じて、遊ぶことの大切さと、子どもを支援する大人の役割について考えていただければ幸いです。そして、この本に登場する子ども一人ひとりの物語から、遊びがもたらす「生きる力」を感じ取っていただければ幸甚です。

子ども期に何を経験するかによって、未来の社会のありようが決まるのならば、平和な社会が形成されるよう、子ども期にたくさん遊べる社会を形成することが我々大人の責務だと思うのです。

２０２０年１月

松平千佳

遊びに生きる子どもたち

ハイリスク児にもっと遊びを

● 目次

I 遊びの力

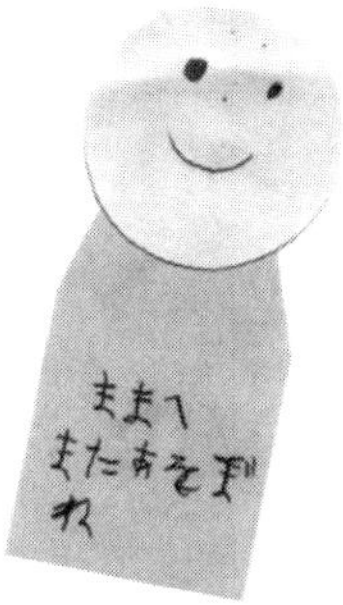

ホスピタル・プレイの入り口

冷ややかな反応

十数年前に、ＨＰＳの養成に着手した際に、一番心配したことは「果たして講座に受講生は来るのか？」ということでした。募集を開始してみると心配無用で、多くの受講希望者がありました。看護師や病棟で働く保育士が、子どもに優しい小児医療を実現したいと講座に応募してくれました。養成講座開始以来、応募者が定員を下回ったことは一度もありません。むしろ問題は、いざホスピタル・プレイを病院に導入しようとしたときに起こりました。周りから抵抗を受けることが多々あるのです。ある修了生は、処置室をチャイルド・フレンドリーにしようと壁に装飾を施していたときに、医療者に「それって科学じゃないね」と言われ、「むっ」とした体験を教えてくれました。私も、遊びの重要性を説明しに行った際、病院の婦長さんに、「うちの子どもは皆重篤だから遊ぶなんて無理だよ」と言われました。「病院ってちょっとぐらい怖いところのほうがいいんだよ、来なくなるから」とベテランの看護師さんにアドバイスをもらったこともありました。「数字で効果を示せるものじゃないと、説得力ないよね」と医師に言われたとかで、「どうやったら数字で出せますか？」と問い合わせてきた修了生もいました。

このようにHPSが直面した反応は、医療の特徴をよく表していると思います。「科学は数字」との考え方は、まさに現在の医療のありようを示していますが、もっと他にも真実の探求方法があるのではないでしょうか。例えば、ある学会の研究発表でのこと。発語のない脳性麻痺の子どもが、注射の際に痛みを感じているか否かを調べる方法として、注射前後の唾液の成分の違いを計測するという研究発表を私は聞いていました。発表の中で、重度の障害を持つ子どもが注射を打たれる際の写真が紹介されました。子どもの眉間には深いしわがより、緊張も強いように見えました。発語はないのでしょうが、目には恐怖の気持ちが見て取れました。私は、唾液を測るという余計なストレスを子どもにかけずとも、子どもの様子を観察すればストレスを感じていることは一目瞭然ではないかと思ったのですが、質疑応答の際にも、数値化しているこの研究を良いと評価する意見があり驚きました。百歩譲って、子どもの表情や体の反応を観察しても痛みが読み取れないのであれば、なぜ保護者に聞かないのでしょうか？　大抵の保護者は、自分の子どもが痛みを感じているかどうか教えてくれるでしょう。私にとっては、十分なエビデンスだと思うのですが、現代の医学は違っているようです。

子どもの権利条約の制定に大きな影響を与えた小児科医、ヤヌシュ・コルチャックにかんする書物を読んでいると、彼は数字を追い求めなかったようです。コルチャック先生は子どもたちが白衣を着た医師の前に立つとき、そして治療を受けるときにどれほど緊張するのかをレントゲンを使って医学生に教えました。講義を受けた医学生は、子どもの激しい鼓動を見て、子どもの様子をよく観察する医師になろう、必要最低限の医療行為をおこなうようにしようと誓ったとのことです。

　ホスピタル・プレイは数字を出してその必要性を証明することもできます。しかし私は、なぜそちら側の方法に従って評価されなければならないのかと、密かに抵抗をかんじていました。先ほど紹介した処置室を装飾していたＨＰＳの事例ですが、どのように答えることができたのでしょうか？「子どもと家族からアンケートをとって、数値化します」という答え方もあったと思いますが、「そうですね、科学というかむしろ一般常識ですよね」と答えたならばどうなっていたでしょうか。成長し続ける限り、繰り返し手術を受けなければならない子どものお母さんが、「病院に行くたびに、ここもおかしい、あそこもおかしいと、子どものおかしいところばかりを指摘され、だめなことなんですが、我が子が嫌いになっていく感覚があったんです。医学があまりにも平均から外れているところばかりを指摘するからなんでしょうね。『平均から外れていても、私は今のこの子が好きなんだ』と思えるようになるためには、病院から一度離れる必要があるのかも、と悩みました」と話をしてくれました。病院というのは常でない部分を発見する場所でもあり、その性質が子どもと親の関係性に及ぼす影響について考えていく必要があると思います。

一方、ホスピタル・プレイを応援してくれている医師や研究者には、「遊び」ではなく「教育」や「サイコソーシャルニーズ」、あるいは「発達」という概念で説明するよう助言してくれる人もいました。確かに、ホスピタル・プレイは教育でもあり、発達に欠かせない支援であり、そして子どものニーズに応えます。しかし私は、「遊びそのものの力で勝ちたい」「遊びのありのままの姿を見せることで、ホスピタル・プレイの重要性を定着させたい」と願ったのです。そうでないと、病気の子どもたちが遊ぶ理由が矮小化されてしまうと危惧を抱きました。

遊びをつかまえる旅

チームアプローチを講座で教えてくれる菊池和則先生（東京都健康長寿医療センター研究所研究員）とはじめてお目にかかったとき、「松平さん、数字じゃなければ意味づけ、つまり論破することが大事ですよ」と言われました。医療職の中で、福祉の立場から研究をしている人の言葉を重く感じました。遊びに関する研究書を読み、なんとなく理屈も言えるようになった頃、夫が矢野智司先生（京都大学教授）の著書『意味が躍動する生とは何か――遊ぶ子どもの人間学」をくれたのです。「命が躍動する」の言葉どおり、まさに胸を躍らせこの本を一気に読みました。矢野先生は遊びの有用性ではなく、遊びそのものの価値を「大人から子どもへの贈与」という言葉で説明していました。遊びを通して子どもは精神世界（あっちの世界）と実存世界（こっちの世界）をつなげていくことを、矢野先生はユーモアを交えＨＰＳが主催したシンポジウムで説いてくれました。遊びを通して、大人は子どもに対し「あなたは人の子どもとして生まれてきたんだよ」「あなたは人の子どもとして人の社会の中でつながり生きるんだよ」といったメッセージを伝え、存在の基本を培うのだと、私は理解しました。たくさんの治療によって命をつないでいる子どもたちこそ、遊べているか否かを確認することが大切だと感覚的にはつかんでいたものの、やっと霧が晴れて光が差したような晴れやかな気持ちになりました。そのように考えると、日本社会の中で遊びをどのように位置づけるのかという問題は、決してセンチメンタルな問題ではなく、より真剣な議論が必要な問題であることが分かります。特に、病児や被虐待児などハイリスクな子どもたちが、遊びにアクセスできるのかという問題は、すべての子どもたちがこの社会の一員として、内包されて生きられる道筋をつけられるかどうかにかかわる、重要な指針になると考えています。

　旅の成果をもう一つ紹介したいと思います。テリー・コットマン博士との出会いです。当時、私はホスピタル・プレイの背骨となる理論を探していました。それにはこうした理由があります。病棟で長く働いていた保育士が第一期のＨＰＳ養成講座を受講しました。彼女は全身全霊で子どものために働く創造力豊かな保育士でした。そんな彼女が病棟で働いてきた経験を次のように語りました。「家族や看護師さんに説明しても、私のやっていることの重要性はあまり伝わらない。悔しい思いを何度もしました。最終的には、私と子どもさえ分かっていればいいよね、と思うようになりました」と。この言葉はとても印象深く、私は彼女のような存在が、医療の中で理解されるためには何が必要なのか考え続けていました。なぜなら、このような臨床経験がある人材にこそ、ＨＰＳの教育にかかわってほしかったからです。いろいろ考えた結果、ＨＰＳに必要なことは、その援助内容を概念化する力（Conceptualization）だと考えるようになりました。自分の援助の内容を概念化できない傾向は、特に保育士に顕著であると感じました。保育士をＨＰＳにするためには、遊びを用いた援助方法に対する知識や技術を高めていくだけでなく、「なぜその支援が必要か」説明できる理論が必要なのです。そこで、私は様々なプレイ・セラピーの理論を学びながら、それをホスピタル・プレイに応用していくことができないか、模索するようになりました。カナダのプレイ・セラピー団体、Rocky Mountain Institute がおこなう Demention Model のトレーニングを受けていたときのことです。講師のトニー先生が、北米で実践されているプレイ・セラピーの手法を紹介するビデオを使い、それぞれの特性や研究の進捗状況などを説明してくれました。ビデオは五本ほどあり、それぞれの手法を確立したセラピストと子どものかかわる様子が映されていました。見た動画の中で一番印象に残ったのがアドラー派プレイ・セラピーモデルであり、テリー・コットマン博士だったのです。トニー先生がテリー先生のビデオを見せる前に、私たち受講生に次のように言ったことを覚えています。「えっと、今から見るのは、テリー・コットマン博士です。テリーは……どう言いましょうか……そうですね、大切な講義をする時には下着を真新しい物に履き替え、気分を引き締める人です。自分で染色した下着をはいています。そして、セラピーではオーバーオールを着ることが多いです。あっ、テリー先生は、アドラー心理学に基づくプレイ・セラピーを確立したとても優秀な博士ですよ」私は、その紹介に思わず吹き出してしまいました。動画に映っていたのは、小柄で太っちょな、めがねをかけた楽しそうな女性でした。スタジオでセラピーのデモをおこなうという不自然な状況にありながらも、子どもをしっかり観察し関係性を作ろうとしている様子が映し出されていました。「私が子どもだったら……絶対にテリー先生を選ぶだろうな」と思いました。講座修了後、私はアメリカにいるテリー先生にメールを出しました。そして、アイオワ州にあるテリー先生の自宅に出向きアドラー派の集中トレーニングを受け始めたのです。最初のトレーニングからの帰国の途、飛行機の中でこれで臨床としてのホスピタル・プレイを概念化できると確信したことを思い出します。テリー先生からの学びは、私のＨＰＳの力量を大きく押し上げてくれたと思います。この本には、テリー先生から教わった、子どもたちの行動の目的や、親としてのかかわりなど、アドラー派プレイ・セラピー理論に基づく考えを多く紹介しています。私は、被虐待児とかかわる場合でも、医療的ケア児とかかわる場合でも、テリー先生が教えてくれた、子どもにとって大切な「4つのC」に働きかける援助を組み立てます。子どもが表出するいろいろな問題行動や、体につけている様々な医療器具が作り出すカモフラージュをかき分け、子どもに遊びを贈与するという大人の役割を十分に果たしたときに、はじめて子どもとしての魂に手が届くように思います。そして手が届いたときにこそ、子どもに必要なパートナーシップが誕生するのでしょう。

Q 遊びの研究をいくつか調べてみましょう。どのような学問領域の研究者が遊びに関心を持っているでしょうか?

Q アドラーは、フロイトと仲違《たが》いをしてしまいました。心理学の理論としての違いを考えてみましょう。

column

忘れてはならない4つの大切なC

子どもたちが人生を豊かに生き、自己実現していくために、４つのCをマスターする必要があります。

① Courage（挑戦する勇気の力）

子どもたちには挑戦する勇気が必要です。子どもたちは生きる過程において、さまざまな挑戦に直面します。成功するかどうか分からなくても、その挑戦に向き合う意思が子どもたちには必要です。なぜなら、挑戦する勇気を持っている子どもたちは、希望を持つからです。彼らはリスクを負うことを恐れず、挑戦的な状況であっても対応できるとの信念があります。挑戦する勇気のある子どもには、レジリエンスがあります。

Courageを持たない子どもたちは、自分が他者と比べ劣っていると感じ、不十分だと思うでしょう。リスクを冒すことを嫌がり、挑戦する前にあきらめます。難しいと感じることは避けようとします。

② Connect（つながる力）

子どもたちが生きるためには他者とつながる必要があります。つながりを形成し維持できる子どもは、安心感を覚え、協力することが出来ます。友情をはぐくむことが出来ます。つながる力のある子どもたちは、社会の中で生きる一員として、自分をとらえます。

つながるスキルを持たない子どもは、孤独感を感じ不安を覚えます。そして、グループや家族の中でのつながりを感じるために、しばしば否定的で自己破壊的な方法で他者からの注意を引く努力をするでしょう。

③ Capable（できると思える力）

子どもたちは自分自身をケアするだけの能力があると感じる必要があります。「私は大丈夫、出来る」と感じられる子どもは、適応力、自己統制力、そして自己抑止の感覚を持っています。自分を信じ、自分の責任を感じ取ることが出来ます。また、自分が思い描く自分になれると考えています。

Capableだと感じない子どもは、しばしば自分は取るに足りない人間だと感じ、他者をコントロールしようとしたり、自分はコントロールされないことを示そうとしたり、他者に依存することが多かったりします。

④ Count（かけがえのない自分を感じる力）

子どもたちは「自分はかけがえのない存在なんだ」と、自分を認識する必要があります。かけがえのない存在として自分を認める子どもは、自分の存在がなにがしかの違いをもたらしていると感じることが出来ますし、自分が存在することが周りに対する貢献につながると感じています。

「かけがえのない存在としての自分」を感じることのできない子どもは、取るに足りない人物として自分を評価します。この評価は痛みを伴うため、しばしば他者を痛めつけることによって、自分の感じている痛みに対処します。自己評価が低く、あきらめやすく、そして他者を馬鹿にしたり、他者に自分の優位性を誇示する方法で、適応しようとします。

テリー・コットマン博士　（アドラー派プレイセラピートレーニング　配布資料より）

遊びの原風景

誰もが子ども期を通って大人になります。誰もが一度は「子ども」だったにもかかわらず、「子どもが嫌い」「子どもは訳がわからない」と評する大人がいるのは不思議なことです。私がＨＰＳの養成講座で最初におこなうことは、受講生に子ども時代の自分、とくに遊んでいた自分を思い出してもらうことです。なぜなら、子ども期を最も特徴付けるのが「遊び」だと思うからです。子どもの遊びには、それぞれのスタイルがあります。大人に生き様があるのと同じように、子どもにも一人ひとり違った遊びのスタイルがあるのです。そのスタイルは、将来にわたって影響を与え続ける大きな要素になると考えます。「遊びの体験」が未来にわたって及ぼす力を理解する大人が増えたとしたら、どんなに世界は平和になるだろうかと、しばしば考えます。

私自身の遊びの原風景を紹介したいと思います。現在の私と、どのようにつながっているのでしょう。私が一番遊んだ時期は、英国で生活した幼少期から小学校低学年です。この時代のことならば、遊んでいる自分を鮮明に思い出すことができます。

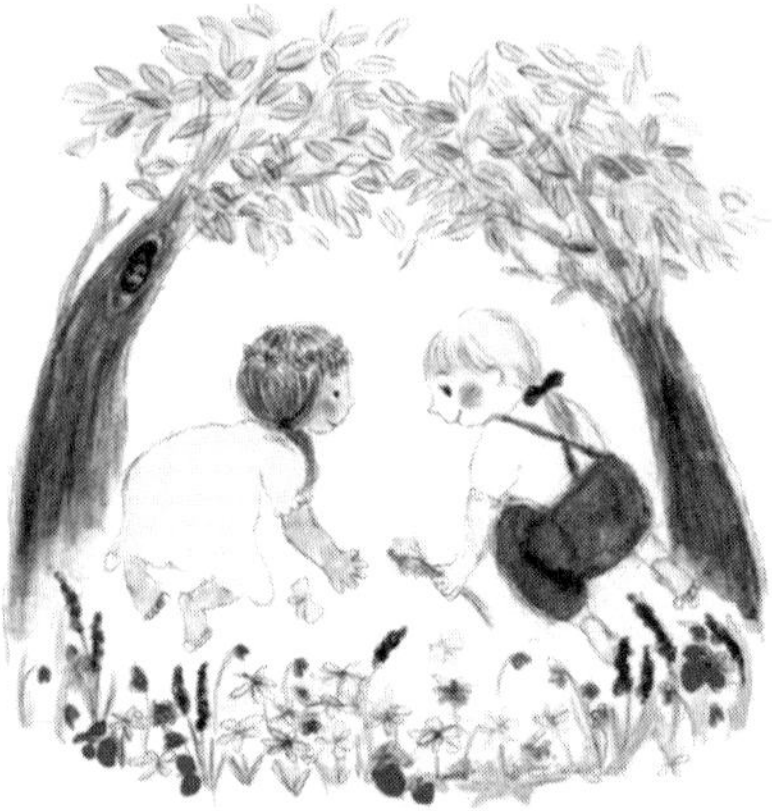

私の原風景は、英国の田舎の風景と同化します。友達と原っぱに行っては、妖精やゴブリンを真剣に探しました。森に行っては、カウボーイとインディアンごっこに夢中でした。雨の日には、色紙を使ってオリジナルの絵本を作りました。私は、親友のスーザン・ブラウンと、永遠に発展し続ける想像遊びの世界を共有していました。日本と比較はできませんが、当時の英国には遊ぶ子どもを邪魔する大人はいなかったように思います。つまり、「遊ぶな」と禁止された覚えがあまりないのです。遊びを通して、私は「楽しさ」を学びました。人とともにいることの「喜び」も学びました。また、対立や別れ、そして悲しみも体験しました。遊ぶ私の目から見た世界は好奇心に満ち溢れていました。

病院で治療をしている子ども、呼吸器などをつけて自宅で生活している子どもを目の前にすると、この子どもの遊びの原風景を想像します。中には全く想像できない子どももいます。そのような子どもの表情は硬く、苦しみや痛みに満ちています。遊んだ自分を思い出せないことは、とても悲しいことだと思います。

黒い目をした男の子

遊びを通して育んだ友情について考えるとき、英国の小学校で出会った、黒い目をした転校生のことが思い出されます。私が通っていたクロイドンの田舎の小学校には、黒い目をした子どもは私と兄だけでした。そのため、私は転校してきた彼はどこから来たんだろうと関心を持っていました。ある日、その男の子が私を誕生日会に誘ってくれました。私は招待を受けたのでしょう。プレゼントを用意し教えられた住所に母と出かけました。到着した彼の家は、とても変わっていたことを覚えています。じめじめした広場のようなところに、たくさんの車が停まっていて、そのうちの一台が彼の家だというのです。家の周りには、ロバや羊、ニワトリなどがいました。私は、お父さんはサーカス団なのかな？と思い、母に

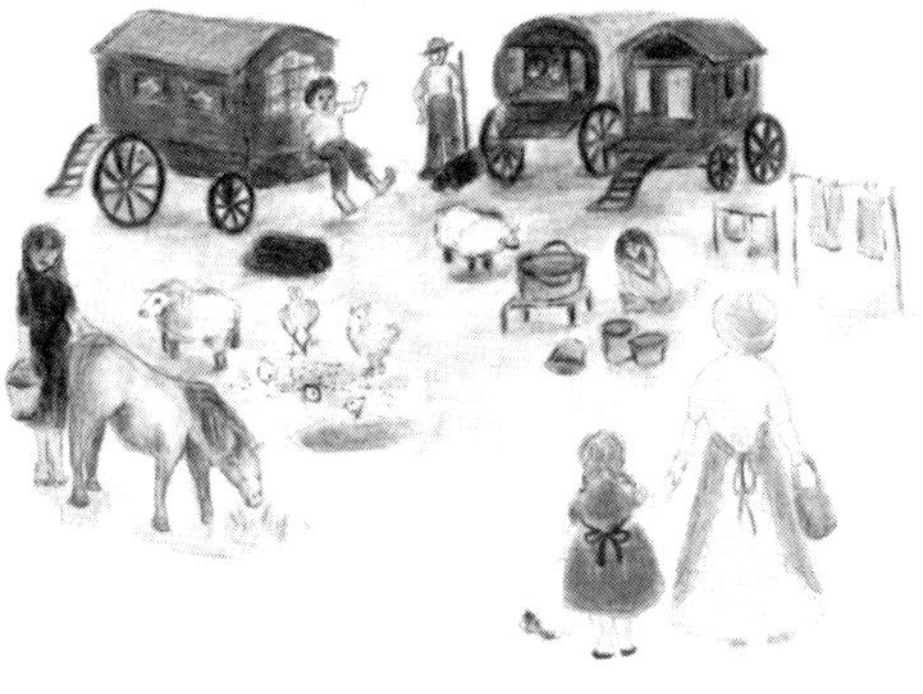

「本当にここがお家なの？」と聞いたところ、「しー！　世の中にはいろんな生活をしている人がいるのよ」と諭されました。招待された子どもが私しかいなかったことも不思議でした。何をして遊んだのかは、よく覚えていないのですが、トレーラーハウスの中で二人で遊びました。時々、窓の外からのぞきこんでいたのは、大人だったのか子どもだったのか分かりませんが、私の訪問を興味深く見ている人たちがいたようです。誕生日会は質素で、ケーキを食べた記憶もないのです。でも、これからも友達でいようねと、そんな思いで帰ったことを覚えています。その誕生日会後、まもなくして、その黒い目をした静かな子どもは、別れも言わずに転校していきました。通常ならば、お別れの会が催されるのですが、それもなく、まるでその男の子は最初から存在していなかったかのように、日常が作られていきました。この出来事は、なぜか強い印象をともなって私の記憶の底にしまわれ、大人になったある日突然よみがえることになります。

　大学生のころ何気なくテレビを見ていると、長きにわたり差別の対象となっている、ある民族に関するドキュメンタリーが放送されていました。舞台は東ヨーロッパの国でした。そこには私が六歳ごろに見たあのキャラバンが、たくさん並んでいる風景が映っていたのです。あの少年に似た黒い目をした子どもたちが、ロバやニワトリとともに生活している様子が映っていました。幼かった頃の記憶がまざまざとよみがえり、ああ、あの子はきっとヨーロッパを放浪するこのロマ族の子どもだったのだと、そのとき分かりました。少年が静かだったのは、英語が話せなかったせいかもしれません。そして、誕生日会に誰も来なかったのは、クラスメイトが招待に応じなかった可能性もあると思いました。しかし、日本人である私の母は気にせず、同じ黒い目をしたお友達の誕生日会に行きたいといった私を連れて行ってくれたのでしょう。ケーキの記憶も、お菓子の記憶もないのは、実際に何もテーブルに出せないほど貧しかったのかもしれません。「あのときの私たち二人は、違う文化を背負いながら英国という異国の地で、友情を感じ遊ぶ子どもたちだったんだ」ということがわかり、感慨深いものがありました。

大人になった今、遊びの原風景を想い起こすとき、黒い目をした少年のことを思い出すのは、私自身が遊びの作り出す力を強く感じた体験だったからかもしれません。私は、遊びが文化や環境を超えて、人と人を結びつけ、共通理解を促し、平和を創造することを体験的に学びました。もちろん、そのときの私は平和の作り方を学ぼうと思ってロマの少年と遊んだわけではありません。遊びの目的は遊ぶことそのものにあります。しかし、その経験はしっかりと私の腹の底に根付き、必要なときに感覚として表れてくるのです。遊ぶ子どもは、人間として生きる精神を獲得しているともいえるでしょう。私は、遊びながら人として生きるためのスタイルを作り上げていったのです。

実は、ロマ族の子どもには、その後英国の病院でもＨＰＳとしてかかわりました。水で濡れた指を電気ソケットに入れたため、二本の指を激しく損傷した少年が入院していたのです。その子どもが受けている治療が特殊で、医療用蛭《ひる》を使ったものでした。損傷した指に蛭を這わせ、壊死した部分を吸わせて回復を図るとの説明でした。処置中にディストラクション（遊びによって子どもの注意を痛みからそらすこと）が必要なのですが、仲間のＨＰＳの様子を見ていると、あまり積極的にいきたい雰囲気がありません。私が「初めての治療だし行くよ」と申し出ました。すると、蛭が逃げないように注意しないといけない（昨日一匹逃げたんだよと、後で教えてもらいました）、室温が下がると蛭が活動しないので、かなり高い室温のなかで一時間以上継続してディストラクションを実施しなければならない、と言われました。私は治療を受ける子どもが入院している個室に入り、蛭を這わせた手をビニール袋で覆った七歳の少年と、汗だくになりながら「Thank You カード」作りをして遊びました。少年は、自分のせいで英国に足止めになっている、家族十六人の一人ひとりに「Thank You カード」を作っていきました。幸いなことに蛭は逃げだすことなく、少年の血と体液で大きく膨らんで回収されていきました。なんと子どもは蛭に名前をつけており、「また明日ね！」と元気に声をかけていました。

仲間のＨＰＳは、「子どもに言ったらだめだよ。蛭は、一回こっきりで、明日は違う蛭が来るんだよ」と私に耳打ちしました。

遊べなくなるとき

私は三年生のときに日本に帰国し、そして学校で不適応を起こしました。英国の生活、学校、友達、勉強、何もかもが違いすぎたのです。私は、日本社会には意味のないルールが多すぎると感じ、大人やシステムに反発する形でそれを表したため、当然のことながら、うまくいきません。毎日が悲しく、悔しく、苦しかったことを覚えています。ある日寝床に入ったとき、私は「そうだ、昔やっていたように想像遊びをしよう」と思い、目をつぶりました。しかし、楽しいストーリーがまったく浮かんでこないのです。何度やっても集中することはできず、気が散ってしまいます。愕然としました。逃げ込める安全地帯がなくなってしまったようで、とても悲しくなったことを今でも思い出します。そこから私は今まで以上に小説を読

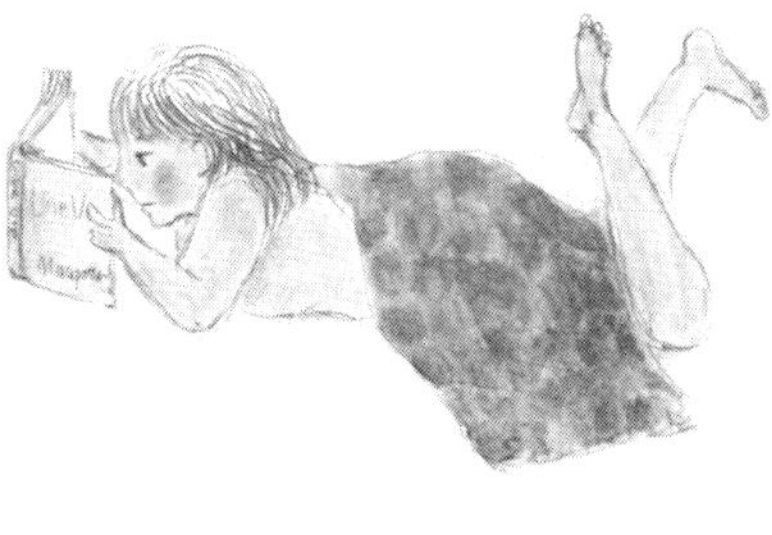

むようになりました。英国に帰りたいと泣く私を不憫に思ったのでしょうか、父親がモーパッサンの短編集を買ってくれました。

病状によるものにしろ、環境の制限にしろ、受けたストレスやトラウマにしろ、遊べない子どもたちに出会うと、このときの気持ちが思い出されます。早く遊べるようにしてあげたい、なぜなら遊ぶことで人として生まれてきた喜びを再び感じることができるようになると思うからです。目の前でお母さんが逮捕された子どもがいました。その子が、私と遊んだ後、「こんなに楽しいと怖くなる。だって、楽しいことなんて今までなかったから。なんか楽しいと次に悪いことが起きそう」とつぶやきました。たった八年しか生きていない子どもが、楽しいと罰が与えられるのではないか、と感じる社会をどのように考えたらいいのでしょう。

Q あなたの「遊びの原風景」を思い出してみてください。
そこには誰がいますか？　どんな気持ちで遊んでいますか？

Q あなたは、遊びを通して、何を得たと思いますか？

Ⅱ　わたしに気づいて

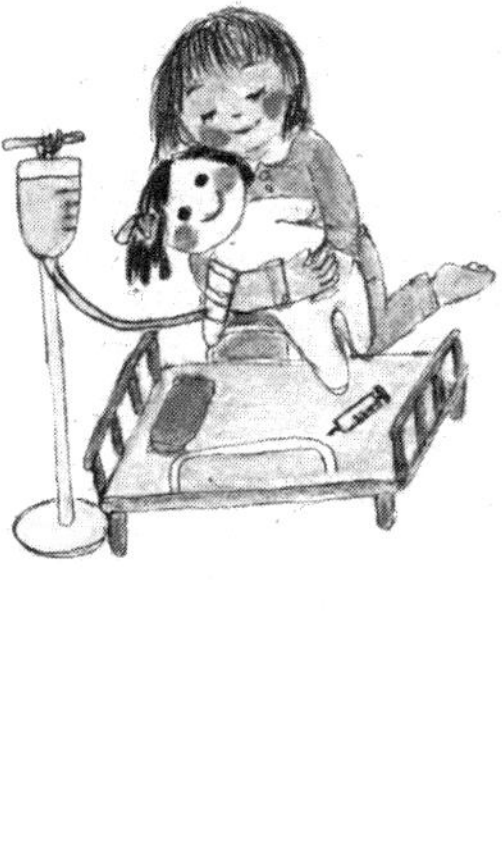

ぼくはここにいるよ

ＨＰＳの養成を始めたときに、医療制度を研究している教授が、私に次のように言いました。
「子どものいる病院に行くとね、開かずの間みたいなのがあって、そこに入ると、呼吸器を動かす機械の音が、シューシュー鳴ってて、そのほか何も聞こえないんだよ。そこには呼吸器をつけた子どもがいて、のぞき込むとこっちを見るんだよ。その隣には、体がでかくなりすぎて、保育器が小さくなっちゃった障害児がもう一人いてね。案内してくれた看護師さんに、『この子たちはいつ遊ぶんですか？』と聞くと、びっくりした顔をするんだよなあ」

私は、この研究者の言葉に長い間呪われていました。いつこのような光景に出会うのだろうか。出会ったら私はどうすればいいのだろうかと、ビクビクしていました。しかし、どのような重度な障害を持っている子どもでもホスピタル・プレイを通して援助ができると確信するようになってから、悲しまず、落ち込まず、怒らず、子どもの声なき声を代弁し医療者に伝えられるようになってきました。

これはある地方都市の医療型福祉施設を訪問した時のお話です。十歳の男の子がベッドに横たわっているのに遭遇しました。全身に強い麻痺があり、四肢が動かないようです。言葉も発することができないとの説明でした。ちょうど、胃瘻《いろう》から栄養をいれているところで、およそ二時間かかるとのことでした。子どもの入所理由を聞くと、三歳のときに車の中で何がしかの事故があり（たぶん父親が激しく暴力を振るったのだろうとのこと）、その結果脳に大きな損傷を負うことになり、それ以来、子どもはこの施設で生活しているそうです。父親は面会に来ることは全くなく、母親もどこにいるのかわからない。年に一度だけ叔母さんが短い面会をするとのことでした。父親は罪を問われなかったそうですし、児童相談所も、医療型福祉施設という児童の終《つい》の棲《すみ》家《か》を見つけたわけですから、ケースとしては完結しているとのことでした。

　このように、虐待により医療的ケアを必要とする状態になった子どもたちの存在に、社会はもっと関心を向けるべきだと思います。この男児も医療的ケアは行き届いていますので、きっと生きながらえて青年期を迎えるでしょう。しかし、この男児が生き

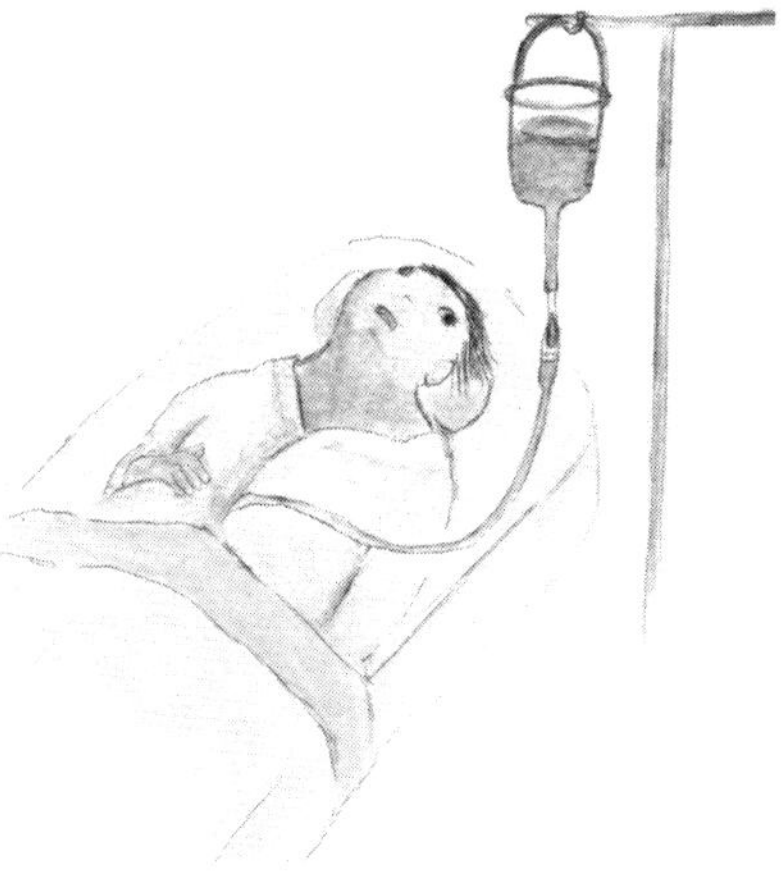

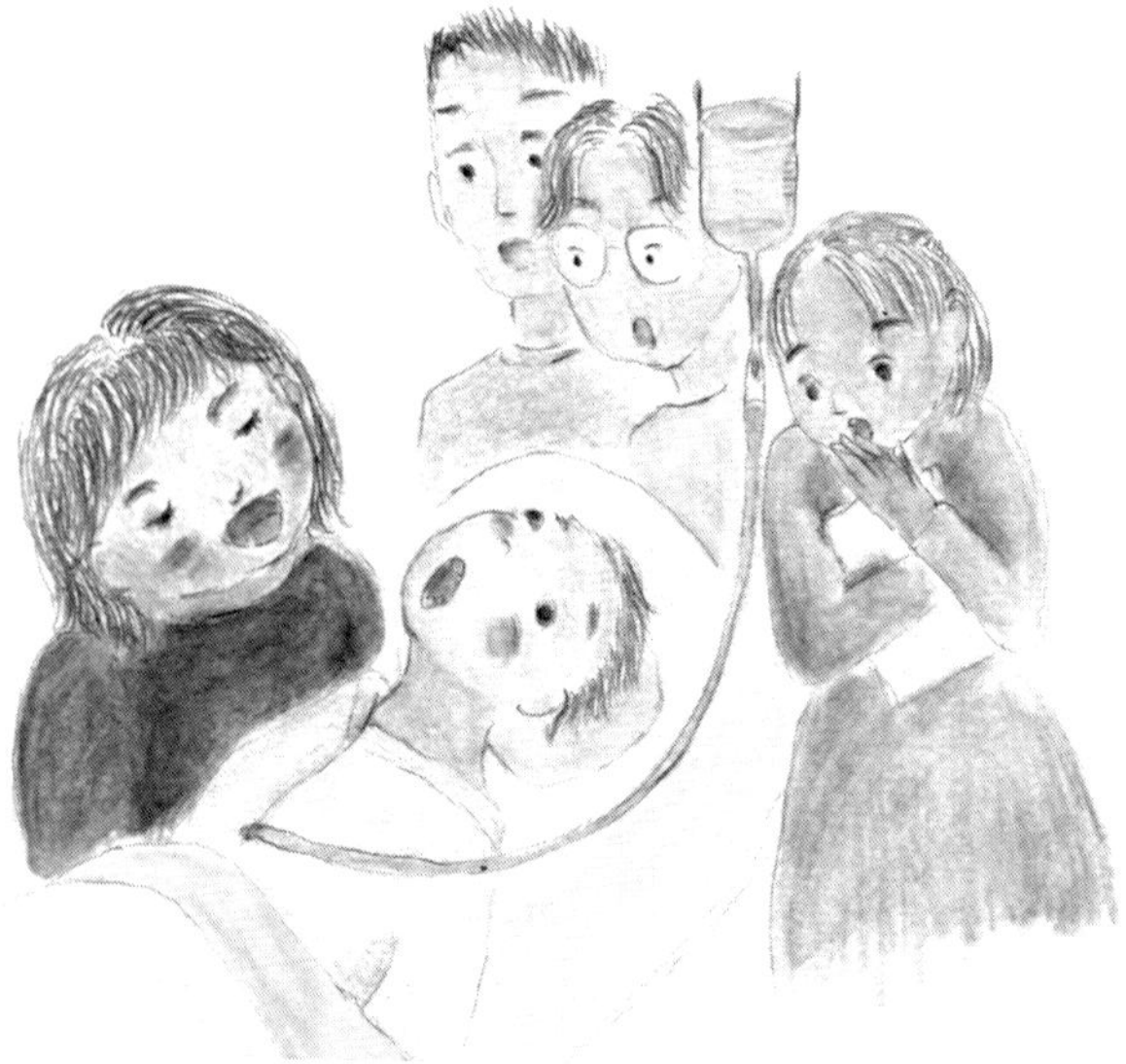

て、喜びを感じること、自分の好き嫌いを表現し、自立や自己実現することの重要性を、誰が責任を持って、彼の代わりに主張するのでしょうか。また、この子どもは家族をどのように理解すればいいのでしょうか？　自分の脳に大きな損傷を負わせ、全身麻痺を残した父親との関わりを誰がサポートしているのでしょうか。もしも父親が暴力を振るったとするならば、父親に謝罪の場を設けなくてもいいのでしょうか。『悪いことをしたら謝ることが大事』と子どもにいつも教えているのは、大人ではないでしょうか。医療的ケアを受けていることが、大人の責任の免罪符になっていると感じるのは私だけでしょうか。

　この男児はほとんどの時間をベッドに寝

たまま過ごしています。障害のない十歳の子どもとの生活の違いは大変大きいものです。また、職員はこの子どもを話さない子どもとみなしていました。しかし、顔を覗き込み自己紹介をすると、少年は少し唇を動かしたのです。そして声を出し始めたのです。そこで、私は「まねっこ遊び」をすることにしました。少年の出す声のトーンと出し方をまねていく、とても簡単な遊びです。すぐに少年はこの掛け合いの楽しさが分かった様子でした。どんどん声を出し、大きくしたり小さくしたりしながら、私が追いかけるのをしっかり聞いています。どんどんスピードが上がっていきます。男児はとても集中しており、真剣な顔つきです。まるで、吹奏楽の演奏会に参加している子どものようでした。気がつくと、たくさんのケアスタッフがその様子を見守っていました。このようにお話をする男児の姿を見るのは初めてだったようで、皆驚いています。たんが絡んで吸引しなくてはならなくなりましたが、男児は大変満足そうな表情をしていました。スタッフも男児の可能性を突きつけられたようです。三歳で入所してから七年間もかかった発見を導いた出来事となりました。

　このように、医療的ケアを必要とする子どもに関わる大人は遊びを刺激する必要があります。でなければ、子どもたちの遊びのニーズなど簡単に忘れられてしまうのです。自発的に体を動かせない子どもにとって、発語がないと思われている子どもにとって、遊びでつながろうとする大人が一人でもいれば、子どもたちの世界は大きく変化するのです。

いや！　さわらないで

その医療型福祉施設には、もう一人忘れられない子どもがいます。三歳になる女児です。女児はヘルペス脳症の後遺症により四肢を動かす機能を失い、寝たきりの状態になり入所に至ったそうです。

とても可愛らしいお子さんでしたので、彼女のそばを通るケアスタッフは声をかけたり、触ったりしていました。女児のほっぺたや頭、そして手などをほとんど何も言わずスタッフがなでたりさすったりしているわけです。一人のスタッフにしてみれば一回しか触っていないということなのでしょうが、一日に二十人を超えるスタッフが女児と関わっています。女児は、顔の筋肉も硬直していましたので、愉快不愉快はすぐには読み取れませんでしたが、観察していると、誰かが近くに来るたびに、小さくびくっ

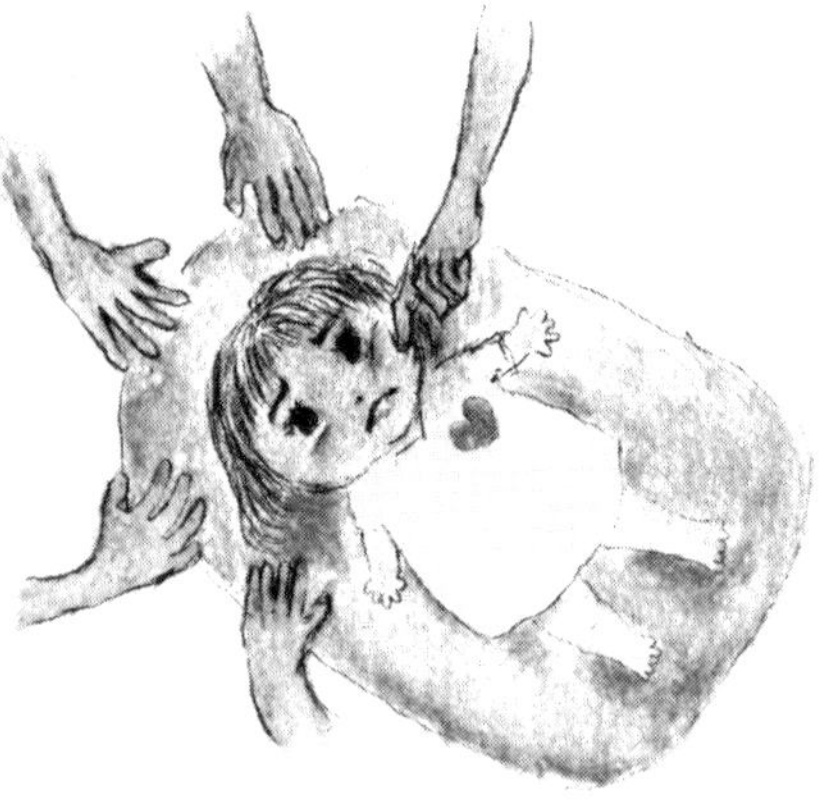

としているように感じました。幼いこともあり、入り口に近い病室にいるのですが、人の声やドアの開け閉めにもびくっと反応しているようです。「いろいろな人に触られることもきっと怖いに違いない」と私は見立てました。そして、女児に気づかれないように観察を続けていました。すると、病棟が静かになったタイミングで、女児は目線を斜め上に向け、空中の一点を見つめ、そして見事に、にこっと笑顔を作ったのです。女児に何が見えていたのかは分かりませんが、何か楽しいことを想像し、つながりを持ったことは間違いありませんでした。想像の友達がいるのかもしれません。なぜなら、彼女の目は、友達と遊ぶ子どもの好奇心に満ちた目だったからです。私はこの観察を踏まえて、スタッフに女児とごっこ遊びをしてみようと提案しました。「寝たきりの発語のない子どもにごっこ遊び？」とスタッフは思ったそうですが、お友達に見立てた人形を私が操り、女児の布団のそばから顔を出し「遊ぼうよ」と声をかけました。そして、「かくれんぼしよう」と誘ったのです。かくれんぼは、毛布やタオルが一枚あれば、寝たきりのお子さんでもすぐにできる遊びです。子どもの前に毛布を持っていき、「みやちゃん、どこだ？」と声をかけ、毛布を勢いよく下ろすのです。「あーいたいた」と声をかけて、かくれんぼを展開します。女児とかくれんぼ遊びをしていると、たった一瞬ですが、女児が目をむき口を大きく開けて私に向かって吼えた瞬間がありました。文字通り吼えたと私は感じました。もちろん声は出ませんでしたが、その顔面と口の大きさから感じ取るエネルギーに思わずたじろいだほどでした。その後すぐに顔は元通り静かな表情に戻りました。あの表出した感情は何だったのだろうかと今でもたびたび思い出します。

Q 小児病棟の子どもたちの中には、全く人見知りしない子どもが多々見られます。はたしてそれは、いいことなのでしょうか？　誰に抱かれてもにこにこと笑う。一見、愛想がよく、扱いやすい子だと思われるかもしれません。しかし、おかしいと思いませんか？　よく考えてみてください。

Q 子どもとの「まねっこ遊び」はどのような働きかけになると思いますか？

英国のディーバ

英国の子ども病院の集中治療室で出会った、ディーバという十一歳の女児のことをお話しします。彼女は、まもなく脳死の判定を受ける予定の子どもでした。しかし、担当看護師もＨＰＳも毎朝彼女をベッドから起こし、服を着替えさせ、髪を結い上げ、椅子にすわらせ本を読んで聞かせていました。決して、幼児が聞いたり読んだりするようなものではなく、十一歳の年齢にあった本や小説でした。好きな音楽も絶えずかけていました。ある時などは、マニキュアを塗ってあげていました。本当に見事なケアだと思いました。私がプレイ・マネージャーに感想を伝えたところ、「あの体の中にどんな魂が閉じ込められていて、なんて叫んでいるのかなんて誰も分からないのよ。だから放っておいてはだめなの。最後の最後まで子どもなんだから、年齢にあった関わりをしていかないと」と指導

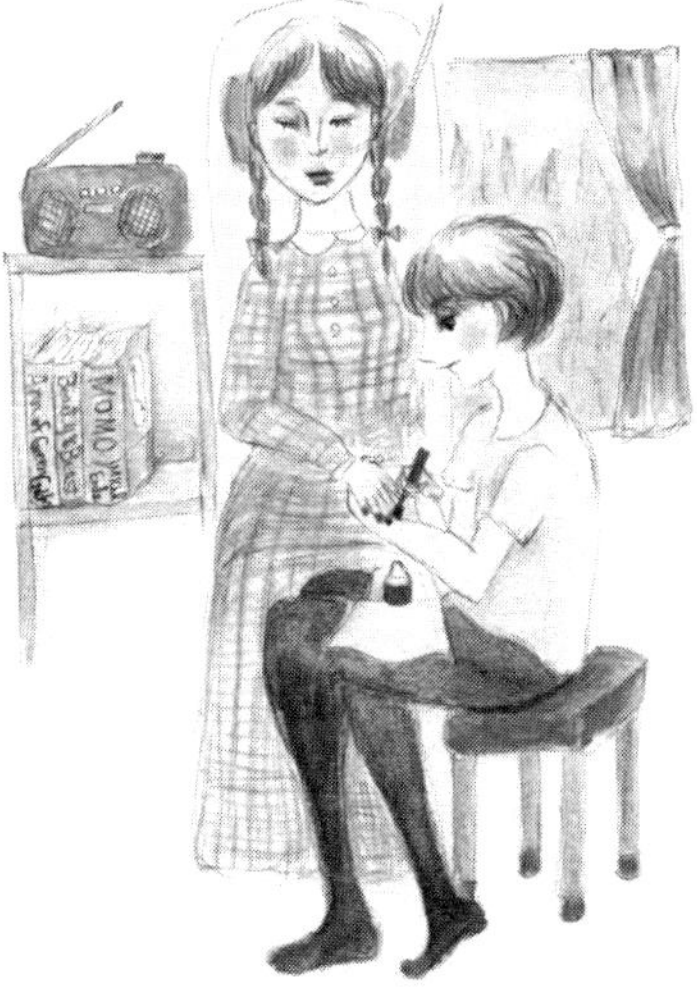

を受けました。

地方都市で出会った二人の子どものように、寝たきりで栄養を管で直接入れられて、生きている子どもが日本には何人いるでしょうか。彼らに、子どもとしての有り様を最も顕著に表す遊びはいつ届けられるのでしょうか？

Ⅲ 傷ついた世界

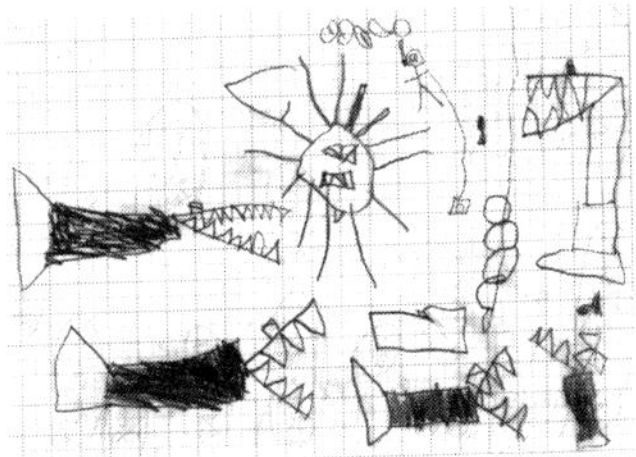

裏切り

私が子どもとかかわるときに大事にしていることは、その子どもと同じ世界観を共有しようと努力することです。感覚的にいうならば、子どもの中に入り、子どもの目を通して社会や環境や人間関係を見ようとします。これは、テリー先生の下でトレーニングを受けた際に学習したことで、子どもを理解し、子どもとの援助関係を作るうえでとても重要なことだと考えています。子どもとかかわった後に一人称で以下のようなセンテンスを作成することによって、この力をつけることができます。

私が好きなことは「　　　　　　　　　　」である。

私を取り巻く環境は私にとって「　　　　　　　　　　」である。

私は「　　　　　　　　　　」でなければならない。

私に対し、家族は「　　　　　　　　　　」である。

私に対し、まわりの人は「　　　　　　　　　　」である。

などなど、とにかく一人称で考えることが重要です。皆さんも「　　　」をうめて考えてみてください。

さて、このお話は、虐待を受けた少年、ゆうた君のお話です。私は、ゆうた君に対して個別援助をおこなっていましたが、彼の中に入ることが少し難しいと感じていました。ゆうた君の世界が混沌としている感じがしたからです。しかし、ある日のセラピーのなかで、彼の世界観を理解するヒントとなる言葉が表れました。それが「裏切る」という言葉だったのです。この言葉が、ゆうた君が激昂し暴れる理由として存在していることに気づきました。それは、ゆうた君と以下の会話をしていたときのことです。この日私は、子どもそれぞれにトラウマとなる体験が違うので、かかわり方が違うんだよ、ということを伝えようとしていました。

松　愛さんはね、家にいるときに、とてもおなかがすいた経験があってね、それが、「戦う」につながるんだよ。おなかがすいて困る経験がつくった怖い気持ちを減らしたいからね、愛さんには特に食べることには気をつけているんだよ。

ゆ　そうなんだ。

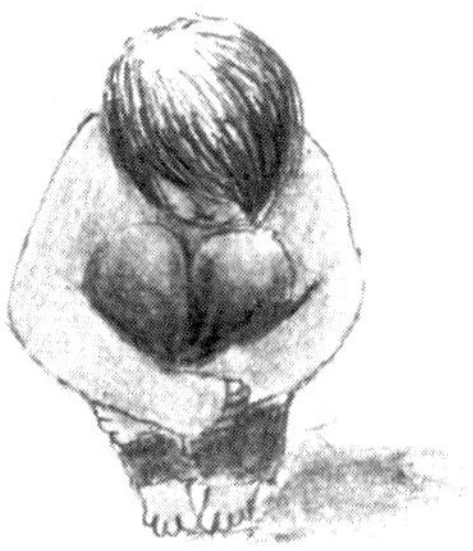

松　ゆうた君は違うでしょう？　ゆうた君は、怖くて、さみしくって、困ったんでしょう。本当に良くないね。大人が子どもにそんなことしたらね。ゆうた君、ごめんね。大人を代表して謝るよ。発見するのも遅かったね。

ゆ　まったくそうだよ。でも違うよ、俺もおなかすいたよ。蹴られたし、殴られたし。

松　そうだったんだね。おなかもすいたんだね。困ったんだね。いまはどう？

ゆ　もうないよ。お母さんそんなことしなくなった。

松　良かったね。でもだめだったね、お母さんそんなことしたら。良くなかったね。

ゆ　ううん違うよ、仕方がないんだよ。俺が裏切ったから。

松　うらぎった？

ゆ　そう、裏切ったんだよ。「お母さんなんか死んでしまえ」って言ったから。

私は、この「裏切る」という言葉にとても違和感を覚えました。ゆうた君がどういう文脈でこの言葉を使ったのか、何を表現したかったのか、彼の中に入り考えようとしましたが、容易ではありませんでした。しかし、母親からの激しい暴力とネグレクトを受けて当然だと思わせるほどの意味づけが、この「裏切る」という言葉にこめられていることは確かなので、ゆうた君との会話を紙に起こして考え続けました。ゆうた君が暮らす施設の心理担当職員とも話し合

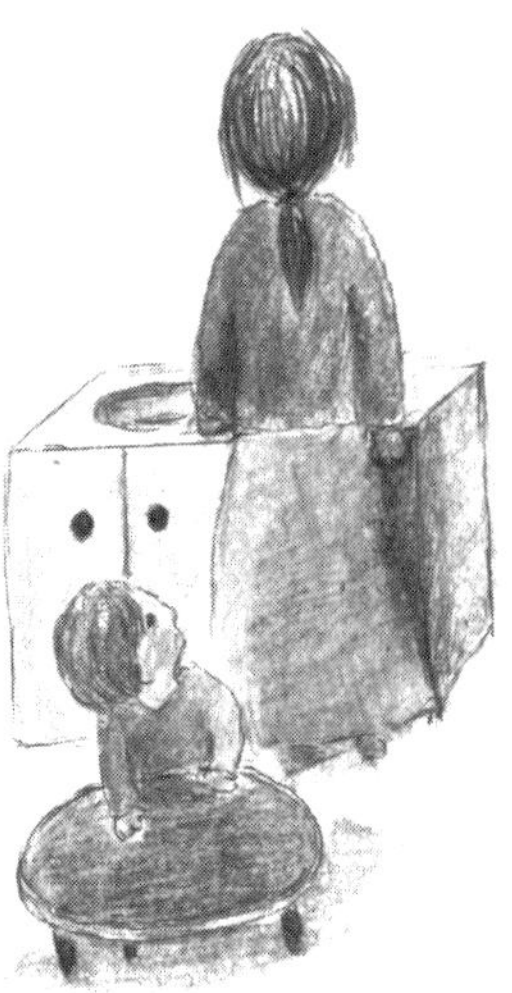

い、裏切るという言葉の意味を考えていきました。心理担当職員も、施設で暮らす子どもたちが使う言葉の中で奇異に感じる言葉があり、その中の一つが、この「裏切る」という言葉だと話してくれました。

「裏切る」という言葉は、戦う場面の多い少年漫画ややくざ映画などで登場すると想像しますが、辞書で意味を調べると、「約束、信義を破り敵に味方して、元来の味方にそむくこと」「期待に反すること」とあります。まさに、敵味方に分かれての戦いに適した言葉ですし、何がしかの契約も意味するように思います。ゆうた君のセンテンスを、この定義に当てはめて考えてみました。お母さんに「死んでしまえ」と言ったことにより、ゆうた君はお母さんとの約束、または信義を破ってしまい、お母さんの敵になってしまったのです。お母さんが期待する子どもでは、もはやなかったため、また敵となったため、暴力やネグレクトを受けても仕方がないのだ、という感覚と理解できます。では、お母さんとゆうた君の間にあった約束、信義、そして期待とは何だったのでしょうか？　言葉としては「後片付けをしなさい」「テレビを消しなさい」などでしょうけど、根本の約束は「母親のいうことに服従すること」だったのではないでしょうか。そして、信義としては「母親の指示を実行すること」であり、お母さんの期待は「自分に服従し、自分がしてほしいことを、自分のしてほしいタイミングですること」であったのではないでしょうか？　ゆうた君は、この契約の中で幼少期を過ごし、お母さんは自分の期待に応えない、要求に服従しない（厳密に言うと、服従する能力がない）ゆうた君を「裏切り者」と呼び、暴力をふるい、ご飯を抜いたのです。五歳の子どもには到底理解できるものではなかったでしょう。

時々、社会的養護を仕事にしている人から、「言うことを聞かない子どもだったから、仕方がない部分あるよね」という言葉を聞くことがあります。これは、危険な言い訳だと私は思います。考えてみてください。そもそも、母親がゆうた君に課した契約は成り立っているでしょうか？　本来、親子の関係は親が子どもに対し「育てます」という約束をして始まるものです。子どもは付帯条件をつけられる契約者ではないはずです。親が子どもを受容できないとか、無条件に受け入れることができないなどの話がありますが、ゆうた君の場合はそれを超え、子どもが無条件で親を愛することを求められているのです。それができなかったゆうた君は「裏切り者」になってしまい、虐待を受けたのです。

では、ゆうた君の中に入り、ゆうた君が見る世界観を共有してみたいと思います。「大人と子どもの間には約束事がある」「大人と子どもの間の約束事は無条件ではない」「約束事を守らなかった場合は、敵となり、罰を受けるのは当然である」と、ゆうた君が考えていることが分かります。大人と同様に、子どもたちは自分の信じていることに基づき行動します。心理担当職員と一緒に、ゆうた君の理論を「裏切り理論」と名づけました。ゆうた君の、「ぼくは取るに足りない人間だから、愛されなくって当然でしょう」の気持ちを刺激する職員に対しては、この「裏切り理論」を適用させ、「そもそもぼくが期待することに応えるのがあなたの役割でしょう」に始まり、「約束を守らないあなたは裏切り者だ」に続き、最後に「裏切り者は、攻撃されても仕方がないんだ」というロジックが働くのです。ゆうた君が、職員に対し激しく暴力を振るうときは、単に激情しているわけでも、力を誇示しているわけでもなく、彼のロジックに従い、自分がそうされたように「罰」を与えていると考えるのが正しいと思います。

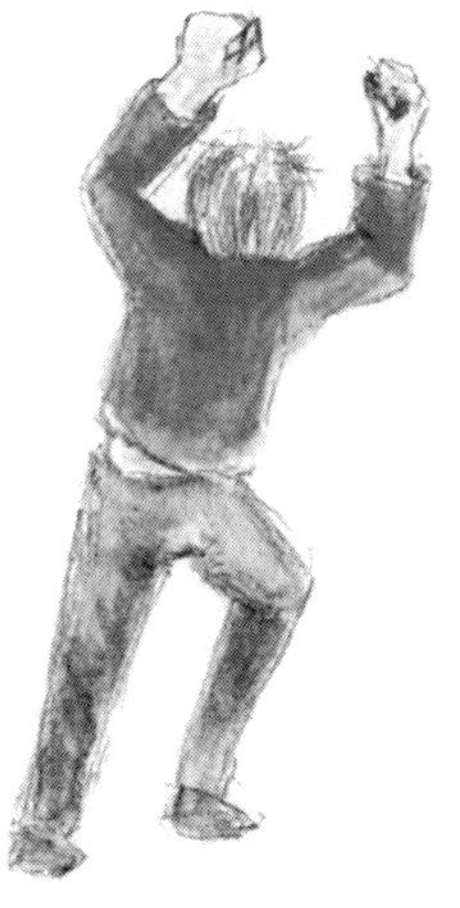

さて、ゆうた君の「裏切り理論」は分かりまし

たが、どのようにかかわればいいのでしょうか。一つには、このロジックを壊し作り変える必要です。私とかかわり始めて数ヶ月後から、暴れる回数がぐんと減ったことからも、違う論理が彼の中で育ち始めていたことが分かりました。もう一つが責任所在の明確化だと思います。彼が何か問題行動を起こし、罰則的な意味を伝える場合は、「あなたが選んだ行動がこの結果を招いている」ことをしっかりと伝え、そのうえで「あなたにはよりよい選択をする力があるはずだ」と彼をエンパワーメントする必要があると思います。また、援助する大人とゆうた君の間に軋轢が生じた場合は、時間による解決を期待せず（自然に親子関係が修復されるような）、必ずある一定期間後に「ここで軋轢は終わり」と区切ることが重要でしょう。

「裏切り理論」を発見し、私はゆうた君の中にとても入りやすくなりました。ゆうた君には、そもそも人間関係は平和を作り出すために存在することを、セラピーを通して伝えたいと思っています。

Q 親の役割とは何でしょう?
自分の体験から考えてみましょう。
どのような研究があるのか調べてみましょう。

親に愛される努力

現在、社会福祉士として活躍している卒業生のお話を紹介します。

私は、お母さんに振り向いてもらうために努力したんです。でも何をしても母親は満足しない。どんなにいい成績をとっても、どんなに書道をがんばっても、一番を取らないと意味がないと言うんです。どんどんしんどくなりました。小学校の終わりごろ、お母さんは私の何が好きなんだろうと考えたとき、そもそも私のこと好きじゃないんだと気がついたんです。私のことなんてどうでもよかったんですね。でも、そんなはずはないと打ち消しました。私は、変わった子だったと思います。高校に入るまで社交性は乏しく、自分の想像の世界の中で暮らしていました。また感覚過敏で、何でも触りたくなるし、一方で汚いことをイメージするとすぐに吐いてしまうので、母親は気味悪がっていました。「気持ち悪い」と直接言われましたね。でも、私は何が悪いのかわからなかった。ただ生きていただけなんですけどね、それを親が全否定する。柔軟性のある子どもでも、それはつらく混乱しますよね。今思うと、私は小さな出来事を、お母さんから愛されている証だと思い込もうと努力していました。たとえば、お弁当に入っているウインナーに切れ目が入っている、たったそれだけの違いで、私は愛されている、私は母親の子どもでいることを許されているんだと、思い込もうとしていたんですね。今考えても、涙が出そうになりますが、感情が動くだけまだましなように思います。もしも、無条件で私を受け入れてくれる父親がいなければ、きっと私は感情をなくしていたでしょう。私、努力したんですけどね、お母さんにみてもらえるように。

ハイリスクの子どもたちを援助する専門職とお話をしていて、しばしば浮かぶ疑問があります。それは「子どもは親（大人）に愛されるために努力しないといけないのか」なのです。みなさんは、この疑問に対しどのように答えるでしょう？　私の答えは明確に「ノー」です。子どもが持っているエネルギーは、自分自身の成長のために、そしてこれから出会う他者に分かち与えるために使われるべきだと思います。そしてそのエネルギーを培う責任者が第一に親であると思うからです。育てにくい子どもだから仕方ないと思うことも、子どもに愛されるように努力してほしいと指導することも、とんちんかんな考えであり方法であると思います。

私は、子どもと大人、子どもと環境の関係を、植物と土の関係で考えたり教えたりします。子どもを種とたとえると、土は養育する大人でしょう。土なしに種は育ちません。種は落ちた土の中で懸命に芽を出し根を張ろうとするでしょう。しかし、一言で土といってもいろいろな状態の土があります。表面は肥えているように見えても、少し深く掘るとごつごつした石だらけの場合もありますし、養分過多の土もあるでしょう。豊かな土だったけれども、途中で汚染されたり洪水で流されてしまう土もあるかもしれません。それでも、種は自ら違う土地を探しに行くことはできません。ひたすらそこにとどまり与えられた運命に導かれるまま、懸命にまっすぐ芽を伸ばし、そして強く育つためにしっかりと根を張ろうと根を伸ばします。障害物が多い土に落ちた種は、石をよけて横に歪んでも何とか生き延びようとするでしょう。すべては生きるため、種としての使命を全うするための手段なのです。また、種は土だけで育つものではありません。水も太陽も必要です。種の成長に土が適さなければ、代わりによい水や太陽をもってきて何とか補いたいですね。では、人間の世界ではその水や太陽は何に当たるのでしょうか？それは親戚であったり、きょうだいであったり、教師であったり、児童養護施設の職員であったり、里親であったり、ケースワーカーや心理士だったり、ＨＰＳだったりすると思います。土から養分はもらえずとも、その他から育つ力を与えられれば種は育ちを取り返すかも知れないのです。また、太陽や水、そして落ち葉が、やせている土地に栄養を与え、土の性質を変えることだってできるかもしれないのです。いずれにせよ、種は自分だけの力でたくましく育つことはできず、環境がそろって初めて成長することが可能になるのです。土や水や太陽が芽を出せない種に向かって、そもそも種の中身が悪い、形状が悪い、遺伝子が悪い、だから芽や根が出ないんだと指摘したとしたら、それはとてもこっけいなことではないでしょうか。「種」はその漢字の通り、何かの元となる小さな物体であり、土、太陽、水のほうがよほど大きなエネルギーを持っているのではないでしょうか。大きなエネルギーを持っている土、太陽、そして水が、なぜ命の始まりである種に、「種が変われ、愛される努力しろ、さもないと栄養を与えないよ」と言えるのでしょうか？

私は必ず「あなたは何ひとつ悪くない」と子どもに伝えます。私自身も、全体性をとらえるのが難しい子どもに出会った時、「そもそも子どもに問題がある」という考えが浮かぶことがあります。その時は自分を戒める時であり、疲れてはいないか、自分の力に過信はないかと考えることにしています。しばしば、大人は自分のことを棚に上げて子どもに寛容さを求める場合があるのです。

虐待や不適切な養育は絶対に正当化できるものではありません。「子どもは親に愛されるために努力する必要があるのか？　答えはノーなのです。皆さんもぜひ考えてみてください。

Q 子どもとかかわる大人の役割について考えてみましょう。
子どもをありのままに無条件に受け入れることがなぜ大事なのでしょうか？

砂遊び

子どもが問題ある行動をとったとき、大人はしばしば「なんでそんなことするの？　説明しなさい」と理由をたずねます。大きな恐怖や不安を感じたことが原因で、自然に体が反応し暴力をふるったり、暴言を吐いたりする子どもたちの場合、「言葉で説明しなさい」というのは、とても難しい要求です。子どもの代弁をするならば、「言葉で説明できるものならば、とっくにしてるよ！　なんでこんなことするのか、僕にも分からないよ！　僕だってしなくていいのならしてないよ」となるでしょうか。恐怖や不安を言語化するためには、十分な時間と援助者のかかわりが必要だということを教えてくれた少年の事例を紹介します。

保護されている小学校六年生のさとる君は、体がとても細い少年でした。彼が新しいことに不安を感じる少年であることは、初めて会った時すぐに分かりました。引率してくれた大人の後ろに体の半分を隠してプレイ・ルームに入ってきたのです。四つの力の中で、さとる君は「挑戦する勇気の力」がとても弱いことが伝わりました。

　さとる君はアクアビーズが大好きでした。少しずつ難しい作品にチャレンジしていきました。三ヶ月過ぎる頃には、立体的な作品もアクアビーズで作るようになっていました。アクアビーズを作る際に、私がさとる君によくかけていた言葉があります。それが、「失敗したっていいんだよ。やり直せばいいんだからね」でした。私が何度も言うものだから、さとる君も一緒に声を合わせて言うようになりました。「失敗したっていいんだよね。だってやり直せばいいものね」という、さとる君の声の調子を今でも思い出します。難しい作品が作れるようになるにつれ、彼は「俺って神。こんなにうまく作れる六年生はいないね！」と自慢げにつぶやくようになりました。一方で、さとる君が作った作品をこわい下級生にあげていることを、ケアスタッフは気にしていました。まるで上納金のようではないか、というのです。私は今でも、作品をとっておきたい気持ちがあったにもかかわらず、力関係であげなくてはいけない気持ちになったのか、それとも友情の証としてあげていたのか分かりません。ただ、孤独だったさとる君にとって、友達とつながることは、とても大事なことだったのだろうと思います。

さとる君はめきめきと回復している印象でした。自分の存在を肯定化する場面が増えました。また、自己統制できる力も高まっていました（ゲームなどで負けたときに負けを受け入れられる）ので、学年が変わると同時に個別援助のケースとしては終了する予定でした。

残すところあと三回となったセラピーの日に、彼は砂遊びを始めました。砂を触りながら、私に背を向け、さとる君は私に次のように言いました。「僕はね、将来ね、刑務所に入るんだよ。殺人で。ほら、いるじゃん、理由ないのに人殺す人。そういうやつだよ、わかる?」さとる君は声を荒げるでもなく、イライラした様子でもなく、むしろそれは僕の宿命なんだよ、と言っているような印象でした。そこで私はメタコミュニケーション（62ページ参照）で返しました。「もう決まっていて変えられないと思っている感じじゃない?」と言うと「だって仕方ないんだよ、そうなっちゃうんだから」と言いました。私が「殺人鬼になるのって怖いよね」というと、「怖いよ、殺人鬼になるのって。僕だってなりたくないんだよ」と返してくれました。「なりたくないものにならなきゃいけないのって怖いよね」というと、「うん、怖い」とさとる君は再び答えて、違う遊びを始めました。

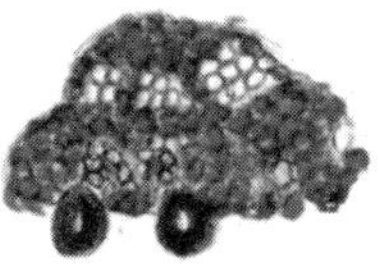

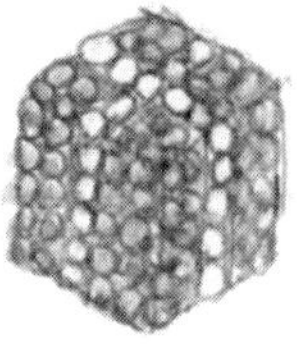

次の週、私はさとる君に、「砂遊びから始めよう」と促しました。再度、殺人鬼の話を聞きたかったからです。さとる君は、砂の上にいくつかの肉食獣のフィギュアを置いて、戦いの場面を作り出しました。殺し殺される肉食獣の世界を「弱肉強食」って言うんだよ、とさとる君は教えてくれました。私は、さとる君はなぜ殺人鬼になると思うのか、たずねました。すると、意外な言葉が返ってきました。「だって、殺されるからだよ。殺される前に殺さないといけないでしょう」とさとる君は言うのです。自己防衛のための殺人をしてしまうとさとる君が考えていることが分かりました。ぽつり、ぽつりと、幼い頃に怖いおじさんに追いかけられて必死で逃げたこと。まだそのときのことを夢に見ること。夢の中で時々さとる君は自己防衛のためにおじさんを刺すことを教えてくれました。おじさんに追いかけられた話をお父さんに伝えたものの、あまり真剣に聞いてくれなかったことも残念そうに教えてくれました。私は、自己防衛のための殺人ならば、「よく理解できる」とさとる君に伝えました。そのうえで、おじさんが追いかけてきたときの対処方法をさとる君と考え練習しました。また、そのときよりも、今のほうが体も大きくなっていることに気づいてもらうために、さとる君の体の型を紙に取りました。

　さとる君が生きてきた十二年間の中には、いくつもの別れがありました。お母さんが突然出て行ってしまったこと。おばあさん、おじいさんが相次いで亡くなったこと。そして転校による環境の変化など、多くの分離も彼の不安感を高めているのかもしれないと考えました。

今日が最後のセラピーという日に、再びさとる君は砂を触りながら私にお父さんの話を始めました。

さ　あのね、お父さんには長生きしてほしいんだよ。

松　そうなんだね。長生きしてほしいんだね。お父さんのこと大好きなんだね。

さ　うんそう。でもトラックに乗ってるから死ぬんじゃないかっていつも考えてる。

松　そうだね、交通事故ってこわいもんね。

さ　そう、事故らないでほしい。

松　そうだね、事故らないでほしいね。お父さんに言うといいね。

（少し間があきました）

さ　お父さんがね、家に帰るとね、一緒に死のうって、言うんだよ。

松　（思わずメタコミュニケーションを忘れ）えっ？　マジで！

さ　そうなんだよ。でも、次の日に起きると全然忘れていて、けろっとしてるんだよ。

松　お酒飲んで言っているってこと？

さ　うんそう、何も面白いことないし、一緒に死のうかって誘ってくるんだよ。なんて答えていいのか分からないからさ、寝ちゃうんだけどね、朝起きてお父さんが死んでたら、どうしようって思うと、なかなか寝られないからさ。

松　そりゃそうだ。そんなこと言われたら怖いよ。できたら言ってほしくないって、さとる君は思うんだね。

さ　うん、そう。長生きしてほしい。

松　わかった、担当の人に言っておくよ。お父さんに、そんなこと言ったらだめですよ、って注意してもらおうね。

定期的にさとる君に会う最後の日でしたので、私は結論を急いでいたのです。もしも、さとる君の遊びのテーマなどを深く分析していたら、十回で終わらせることはなかったでしょう。そうです、さとる君は十回のかかわりを通してようやく、自分の恐怖心や不安感を言語化できるスタート地点に立ったに過ぎなかったのです。彼の頭の中には、まだまだ整理しないといけない世界が広がっていたのです。それは、さとる君がセッションを開始した初日に作ったサンドトレーと、最後の日に作ったサンドトレーを比較しても一目瞭然です。

最初の日と比べ最後の日に作ったトレーには物が多く置かれています。これは、表現したいことが増えている可能性が高いので、いいことだと捉えていました。しかし、最後の日に作ったサンドトレーをよく見てみると、トラックが事故を起こしていることが分かります。それを助けるための消防自動車も来ています。その一方で、寝そべっているパンダや人間がいて、海

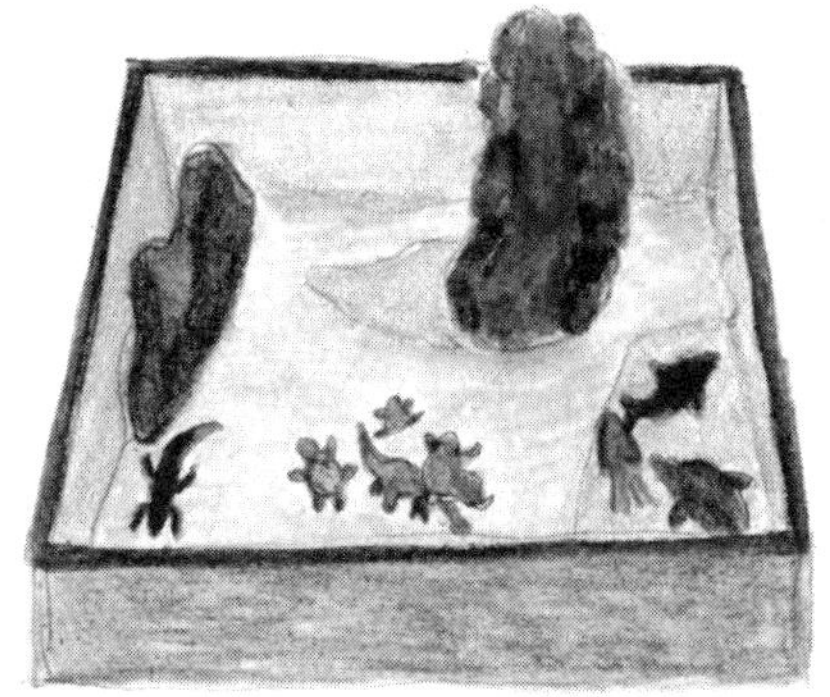

初日に作ったサンドトレー

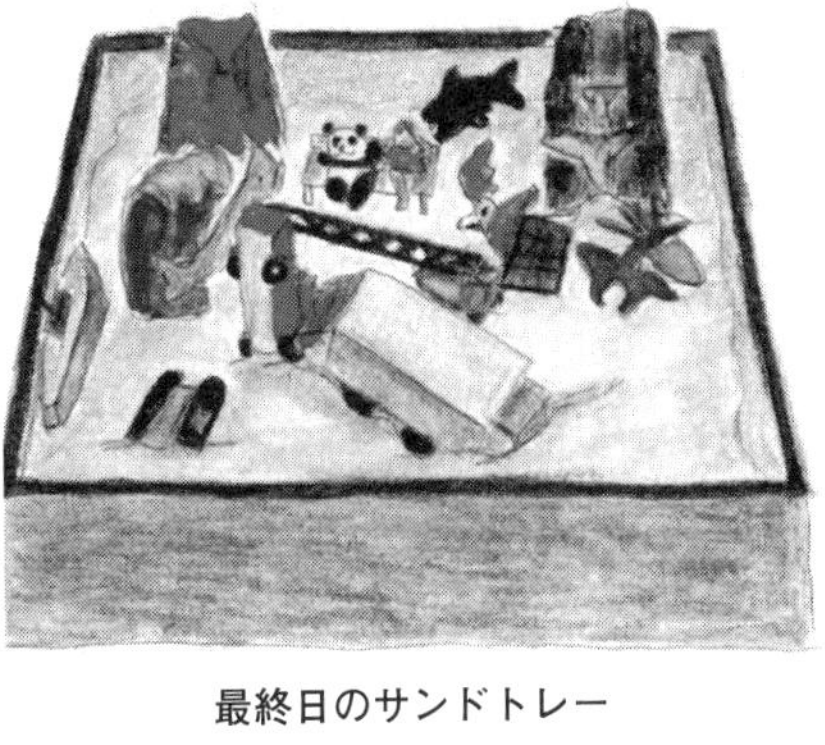

最終日のサンドトレー

の生き物もバラバラに置かれています。二つとも、整理された表現ではないのです。この二つとも、「混沌とした世界」を表したサンドトレーであり、決して、明るく元気になっていると考えてはいけない物でした。

子どもが感じた恐怖や不安感を表現できるようになるまで、時間がたくさんかかります。私たち大人は、ゆっくり待つ必要があります。そして大人が、しっかりとその恐怖や不安を受け止めることによって、子どもは、恐怖や不安に飲み込まれている自分に打ち勝って、成長していけると思います。

column

サンドトレー・プレイセラピー（箱庭を使ったプレイ・セラピー）

サンドトレー・プレイセラピーは、砂の入った箱とその箱に置くミニチュアのフィギュアを使った療法です。ある専門家は、人の命は砂と水の相乗効果（海）から誕生しているから、子どもは砂と水が大好きなんだよ、と教えてくれました。サンドトレーで遊ぶ子どもを観察していると、自分の心の風景をトレーに映し出していることが分かります。自分の気持ちや体験してきたこととサンドトレーへの表現に適切な間と距離ができるため、まだ気持ちが整理できず言語化できないことや、とても不快だった出来事なども安心して表現できるのだろうと思います。

サンドトレー・プレイセラピーは誰に効果的？

◎サンドトレー・プレイセラピーは誰にとっても効果のあるセラピーですが、特にトラウマのある子どもに効果的な介入方法だといわれています。なぜなら、身体に受けた暴力など、感覚を通して形成されたトラウマは、楽しく優しい快の感覚を通して癒すことができるからです。

◎家族に対しても効果的です。成人のセラピーはほとんど「会話」を通しておこなわれ、家族に対しても大人を中心にこの会話によるセラピー（トークセラピー）がおこなわれます。しかし、家族にはさまざまな発達段階の人がいるので、誰もが参加できる方法を援助者は本来提案すべきだと思います。砂を使ったセラピーは、年齢を問わない援助方法です。

このように、サンドトレー・プレイセラピーは、自由に紙に絵を描くのとは違い、子どもに自然な表現枠を与えるため、適度な制約に安心を覚えながら自由に自己表現ができるのです。

column

メタコミュニケーション（Metacommunication）の効果と方法

「メタコミュニケーション」とは「言語を超えたコミュニケーション」という意味です。つまり、子どもとメタコミュニケーションをとるということは、子どもの「言葉に表れない感情」や、「言葉の裏にある感情」を理解したうえでコミュニケーションをはかるということです。

メタコミュニケーションを用いることによって援助関係が深まり、援助の効果を高めることができます。支援者は、子どもの発する言葉だけでなく、支援者と子どもの関係性の間に生まれるコミュニケーション自体についてコメントしたり、活用することができるようになります。支援者が子どもとメタコミュニケーションをとることによって、子ども自身が自分のコミュニケーションパターン（言語・非言語の表現方法）に気づいたり、対人関係のつくりかたについて理解し始めるようになります。

私たちがかかわる子どもたちの多くは、自分が特定の方法で物事に対し反応したり、感情を表現していることに気づいていません。また、コミュニケーションパターンを自覚している子どもであっても、大抵の場合、自分のとっている行動のパターンがどんな意味を持っているのか、どんな風に相手に伝わるのか、言葉で理論的に概念化する推理能力は持っていません。その場で起きていること（また多くの場合、それが何を意味するのか）について、支援者がコメントすることにより、子どもは、今何について、どんな方法で表現しているのか、より明確に考えられるようになります。メタコミュニケーションは、多様な援助を効果的に進めるために必須のスキルです。そこには子どもの感情、疑問、隠された根源的メッセージを推測すること、子どもの反応や行動の意味に対する解釈などすべてが含まれます。アドラー派プレイ・セラピーにおいては、子どもとのパートナーシップを形成するために重要なスキルとして位置づけられています。

メタコミュニケーションの分類

❶子どものノンバーバル（非言語）なコミュニケーションを言語化する。

例：「お人形さんと遊んでいいかどうか知りたくって、こっち見たんだね」

❷支援者の声掛けや質問に対する子どもの反応を言語化する。

例：「一緒に動物園に行くって言ったとき嬉しそうだったね。動物園に行くのが本当に好きなんだなって、よ～く分かったよ」

❸子どもと支援者のかかわりの中で生じる、子どものわずかな反応や感情の動きを言語化する。

例：「『プレイルームでは積み木を投げちゃいけないよ』って私が言ったときに、顔をしかめて、困っている様子だったね」

❹支援者と子どもの関係性や、セッションに対する子どもの微妙な反応を言語化する。

例：「今日私に会うことは、あまり楽しみにしていなかったようだね」

❺子どものコミュニケーション方法のニュアンスを言語化する。

例：「困ったとき、声が大きくなるね」「悲しくなると、黙ってしまうね」

❻子どもが伝えたいと思っていることを言語化する。

例：他の子どもが、子どものシャツを引っ張っているけれど子どもが何も反応しない時に「遊ぼうって誘っているんだよ。でも遊びたくないから困っているんだね」

❼明らかにされていない子どもの行動の目的を言語化する。

例：「5時になると必ず時間のことを聞くね。見たいテレビの時間までに帰れるかどうか、気にしているんだね」

マスクの少年

英国ではYoung Peopleという言葉が定着してきたように思います。これは、十二歳から二十一歳ぐらいまでの人たちのことを指しています。私自身、子どもと大人、この二つのカテゴリーに人を分類することはできないと、子どもたちとかかわっていて感じています。

今から紹介するお話は、まさにこのYoung Peopleのお話です。十四歳の翔太君は反社会的な行動を繰り返すため、行き場を失った子どもでした。たった三回しかセラピーを実施できませんでしたが、とても印象深く私の心に残っている若者です。私が彼とのかかわりから学んだことはたくさんありますが、子どもの「つながる力」の形成は、われわれ大人の責任であることを痛感しました。そして、大人のことを信頼できない子どもが成長し、大人に近づくことの残酷さと危険性を学びました。翔太君が、十四年間かけて作り上

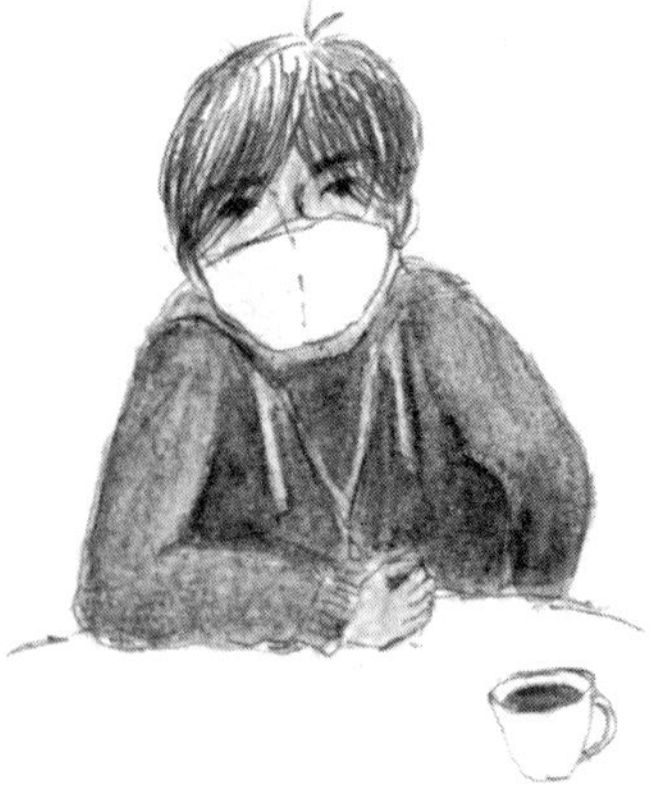

げてきた硬く尖った芯は、どうやったら柔らかくなるのか、今でも考え続けています。

翔太君は、大きなマスクで顔のほとんどを隠してやってきました。保護されている他の子どもから、「しゃべると面白いやつがいるよ」と私のことを聞いてきたようで、翔太君は粘土を触りながら、おしゃべりを始めました。

翔太君が最初に話してくれたことは、「大人にね、『なんでも言ってくれていいからね』とか『こっちはプロだから信じてくれていいよ』とか、『困っていることあればなんでも話していいんだよ』って言われると、（胸のあたりを両手で押さえて）、ここからむかむかしたものがどんどん湧き上がってきて、自分の口の中から手が伸びてきて、相手の目をつぶしている、そんなイメージがわいてくる。それがきついから、なるべく大人とは関わりたくない。距離を詰めると、あとで裏切られるからしんどいんだ」ということでした。私が「相手を殺しているイメージだね」と言うと、「うん、そう」と答えました。

実際に「殺したくなる」という言葉を聞くと驚くと思います。確かに、深刻な言葉ですが、子どもたちの言葉そのものに振り回されないようにしなければなりません。彼は「殺したくなる」と表現しただけで、実際に「殺し」てはいないのです。もしそこで、懸命に「殺したい」

気持ちを説明する翔太君に共感せず、「殺すなんて言葉使っちゃだめだよ」と言ったら、援助の関係は途切れたでしょう。また、私はしばしば子どもの深い感性や理解力に驚き、大人と子どもの間の差はほとんどないと考えていますが、唯一表面に出てくる差は、言葉を操る力だと思います。これは、生活体験の中で積み上げていく力なので、大人より生きている時間が短い子どもは当然ながら、うまく話せません。にもかかわらず、「お話をちゃんとして」とか「言わないとわからないよ」という支援者を見ると悲しくなります。翔太君が後に教えてくれた通り、何をどのように感じていいのか分からない、どう表現したらいいのか分からない、虐待を受けた子どもたちの中にはそう思っている子どもも多いのです。

　翔太君は、「遊ぼうよ」と誘ってくれる良い大人に対してもむかむかした気持ちが湧き上がってくると教えてくれました。私が、「なんでその良い大人に言わないの?」とたずねると、「先生は悪くないから」と返事が返ってきました。翔太君は「たまたま大人だったから、自分がそういう気持ちになってしまうだけだからさ。それにね、俺がさ、殺しているイメージを持っているなんて知ったら、先生、傷ついてしまうでしょう」とのこと。「じゃあなんていうの?」と聞くと、「今は遊びたくないから、ほうっておいていいよ」と返すとのことでした。私が「やさしいね」というと、はにかんだ表情を見せました。

幼稚園時代の出来事を翔太君は教えてくれました。翔太君は、「自分もお友達がほしい、先生たちにかわいがってもらいたい」と思ったそうです。そこで友達が多く、先生にかわいがってもらっている園児を観察し真似をしたそうです。先生が座っているときに、おひざに乗ったり、先生の近くに寄っていったり、自分なりに努力をしたそうです。でも何かが違っていたのでしょう。真似ても真似ても友達はできないし、先生にもかわいがってもらえなかったと言います。また園庭で飼っていたニワトリが、子どもたちを追い掛け回しているものだから、懲らしめようと思い、首根っこをつかんでバケツの水につけたら動かなくなってしまった、途方にくれた翔太君は、死んだニワトリを抱えて先生のところに相談をしに行ったが、何とも言えない目をしてにらまれたと言います。そこからますます、「気持ち悪い、近寄らないで」と隅に押しやられ、無視されるようになった、ということでした。私は翔太君の話を聞きながら、懸命に人とつながりを持とうとするものの、なぜ嫌われるのかも分からず、好かれる方法も分からない五

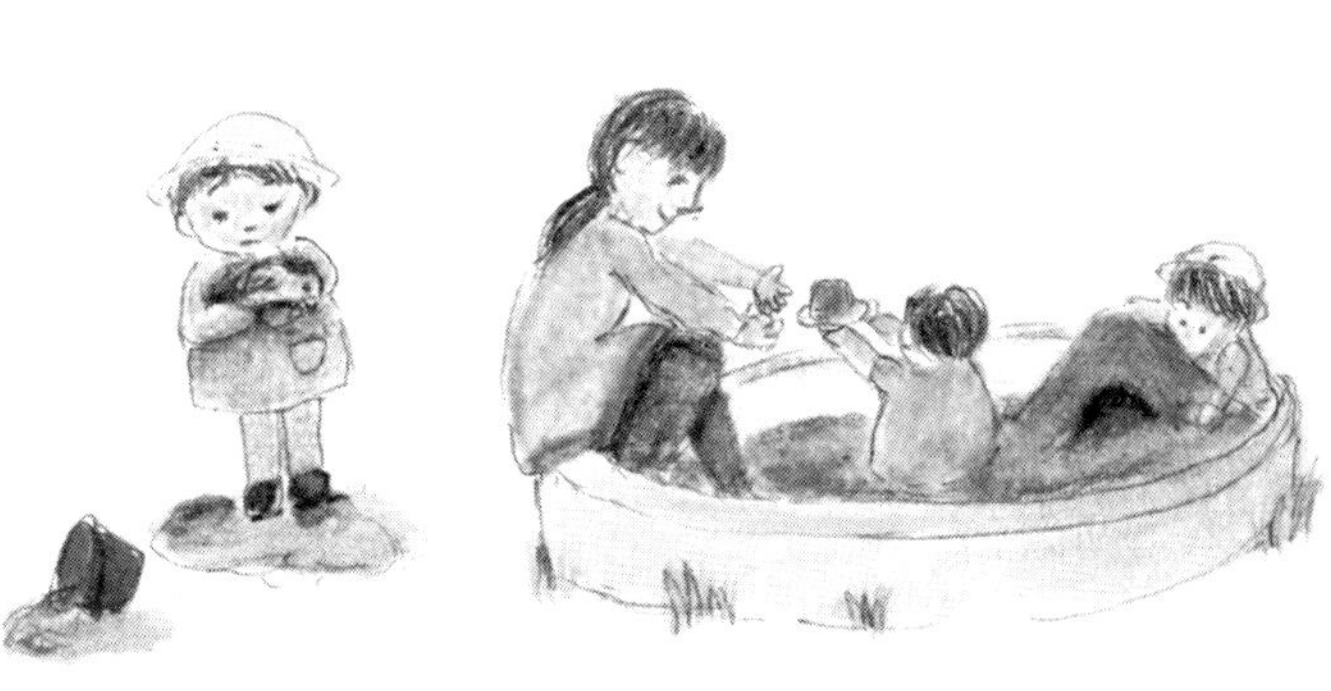

歳の子どもの姿を想像していました。さぞかし心細く、孤独だったことと思います。大変だったね、かわいそうだったね、と声をかけ、悪かったねと伝えました。

このような経験が積みあがり、翔太君の自尊心はどんどん削り取られ、いびつな形で「つながる力」が形成されていったと想像します。大人に対する不信感は増大し、援助者との距離は離れていくばかりだったと思います。そして、彼は力で物事を解決する方法を覚えました。当時彼が生活していた施設で、権威者であると感じていた大人（施設職員）に対し我慢がならず、とうとうある日殴りかかったそうです。施設内の状態も大変悪く、さまざまな暴力が発生しており、安心感がなかったと彼は回顧しています。翔太君は、自分の思いを暴力で訴えるようになってから、大人の態度は変わったと感じています。今までならば、「いい加減にしないとひっぱたくよ」と言ってきた職員も大人しくなったと言いました。そして、「ああ、幼稚園の時からこうすればよかったんだ」と思ったとのことでした。

これが翔太君の十四年間の歩みから学んだことです。翔太君は十四年の間に、複数の施設での生活を体験しました。多くの大人ともかかわりました。大人たちはすべて専門職と呼ばれる人々でしたが、残念ながら、援助は翔太君に届かなかったようです。確かに、翔太君が自分の内面でおきている事柄を言語化できるようになったのは、ここ数年のことでしょう。しかし、翔太君が、生きづらさを感じた一つひとつの出来事において、誰かがタイムリーに介入し、「私があなたを助けるよ」「私があなたを導くよ」と、彼の課題を一緒に考えるパートナーになり、ソーシャルスキルをコーチングし、大人との肯定的な関係性を積み上げることができたならば、まったく違った子どもになっていたのではないかと思うのです。

社会的養護の研究者・津崎哲雄先生（京都府立大学名誉教授）は、児童養護施設の唯一の役割は「家族とは何か」を教えることであると言いました。何がしかの理由で家族から離れ、施設におかれた子どもたちは、本来家族というものが何なのか、施設における生活の中で感覚的に感じ育つことが必要不可欠なのです。翔太君は二歳から児童福祉施設で生活していますので、多くの大人だけではなく、子どもたちもそこにいたはずなのですが、四年生になるまで友達は一人もできなかったと言います。実際、児童養護施設で友情が育まれることは少ないのではないかと、子どもたちとかかわっていて感じます。子どもたちの関係はきょうだいというよりライバルであり、ライバルに勝つために、しばしば大変ネガティブな方法（いじめ、性的ないたずら、暴力など）で、他の子どもたちを痛めつける様子があります。現在、児童養護施設を大舎制から小舎制に変えていく方針が立っているようですが、小舎になったとしても、職員の専門性と待遇をあげていかない限り、翔太君のような子どもがたくさん誕生してくるだろうと思います。

翔太君は、怒りはじめると手がつけられませんでしたが、決して難しいと感じる子どもではありませんでした。翔太君の奥底には十四歳になった今でも、大人に導かれたい、大人から愛されたいという気持ちがたくさんあります。実際に彼はすぐに人を信頼し、人を好きになりすぎてしまう傾向があったので、反社会的な集団に入りやすいだろうと思いました。私が願ったことは、翔太君に自立を急がせないでほしい、むしろ急がせてはならないということです。生年月日上は十四歳ですが、私の目には、死んでしまったニワトリを抱えて途方に暮れている幼い子どもがいました。私は、「生まれてきて良かったんだよ、社会の中で大きくなれるよ、みんなで考えようね」と、伝える責任があると思いました。

Q 児童養護施設の職員に求められている援助力について考えてみましょう。

Q 「家族とは何か」を教えるために何ができるでしょう。

わたしのお師匠さん

わたしを一人前のHPS、そしてプレイセラピストに成長させてくれた、わたしのお師匠さん――ひかる君についてお話しします。ネグレクトの家庭で育ったひかる君とは、ひかる君が小学校二年生の時に出会いました。私はまだ駆け出しで、プレイ・セラピーに対する学びを深めている段階でしたので、遊びを用いて子どもを支援する方法論について考えるとき、事例として頭によく浮かぶのが、このひかる君です。

最初に、ひかる君について担当者から受けた説明は、いったん気持ちが崩れるとなかなか立て直すことができない子どもであり、押し入れの中に立てこもったり、屋根の上に登ったりする様は、まるで小猿のようである。二言目には「どうせぼくなんていなくなればいいと思っているんでしょう」「ぼくのこと死んだらいいと思うでしょう」と言うため、かかわる大人が疲弊してしまう、ということでした。

一回目の出会いを今でもよく覚えています。私とかかわることもなく、私に関心を特に示すともなく、プレイ・ルームに入って、ひかる君はすぐに遊び始めました。ひかる君がその日作ったサンドトレーが、左の絵にある物です。ひかる君は、自己紹介のようにサンドトレーを作ってくれたことに後で気がつきました。これが、彼が描いた最初の世界です。

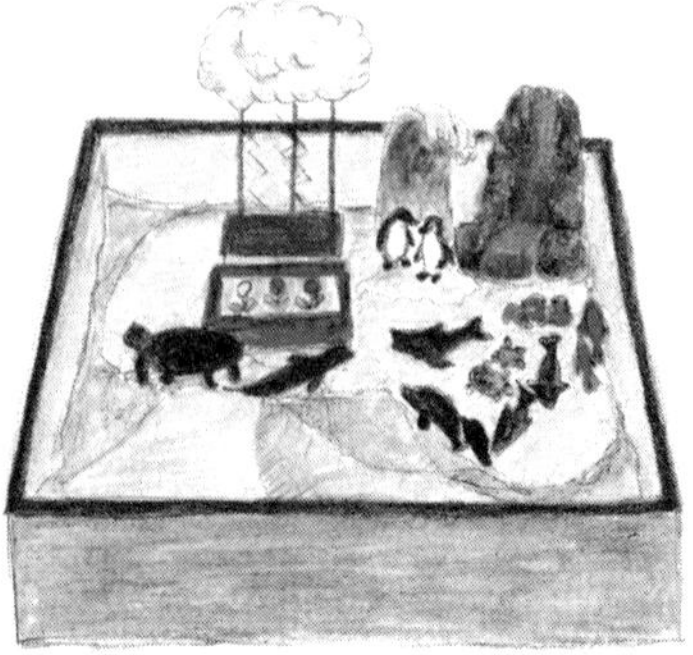

当時は分からなかったのですが、作品を見直すとたくさん生き物はいるもののみんなバラバラであること、そして狭い空間の中にいることが分かります。当時ひかる君が、児童養護施設で生活していたことと、何か関係があるのでしょうか？

この日、ひかる君のお誕生日が近いこともあったので、私は彼を抱き上げてハッピーバースデーの歌を歌うことにしました。この行為は彼にとって明らかに居心地の悪いものでした。体をなるべく私から離し、かつ誕生日を喜ぶ様子など全く見せずに、しかし私に気を遣い、私が歌い終わった後、ひかる君は「松平さん歌うの上手だね」と抑揚のない声で話し、帰っていったのでした。これが最初の出会いです。

ひかる君の遊びのスタイルは多様でしたが、彼が一番力を発揮する遊びが、想像遊びでした。少しの砂、粘土、そして人形やフィギュアなどがあれば、すぐに想像遊びの世界に入っていくことができるのです。これは明らかにひかる君のストレングス（強み）でした。過酷な七年間を生き抜いて来られたのは、ひかる君の想像の力が逃げ場を作り出していたおかげだと思います。一方で、強いストレスがかかった場合、ひかる君の遊び方が変わることに気づきました。想像遊びから離れ、ゲーム性の高い遊びを選択するのです。UNOやおはじきなど、ルールがある遊びを選択したり、あるいはアクアビーズなどの工作を選択するのです。自分の想像力がうまく働かないと思うのでしょうか？

プレイルームで、ひかる君に対し困ることは、あまりありませんでした。しかし、生活の場面では同室者と激しくけんかしたり、教室から飛び出していったり、自分の頭をたたくなどの行為がありました。施設側は特効薬がほしかったのだと思います。しかし、プレイ・セラピーは特効薬にはなれません。特効薬はないのです。ひかる君がよりよい方向を自ら選択する力があると信じて、コーチングしていくほかないのです。効果的にコーチングをおこなうために、私はひかる君の問題行動の目的を考えることにしました。テリー先生から教わったことは、人間の行動には必ず目的があり、その目的に向かって行動を起こすのだということです。つまり、ひかる君も何かを達成したく行動を起こしているのです。

ひかる君の問題行動の目的を考える

アドラー派プレイ・セラピーでは、問題行動の目的を四つに分類します。問題行動の目的を理解することによって、一人ひとりにあった画一的でない援助が組み立てられるようになります。一つめの目的は「関心を求めて問題行動を起こす」です。この場合、最もよいかかわり方は、問題行動を起こしている場合は行動を無視し、問題行動を起こしていない場合に、十分すぎる関心を示すことです。二つ目が、「力の誇示を求めて問題行動を起こす」です。この場合、親は制限を設定し、子どもに理解してもらうことが大事です。そのうえで、「自分で選択していいこと」「やってもいいこと」を提案できるといいでしょう。三つ目が、問題行動の目的が「復讐」の場合です。この場合、子どものとる行動は精神的にも身体的にも痛みを伴うため、対応に躊躇してしまいます。子どもが怒りを表している場合、決して自分に向けられたものだと、パーソナルに問題を抱え込まないでください。実際に、子どもが感じている怒りはすべての大人、社会のシステムなど、すべてに向けられているからです。子ども自身が激しく深く傷つけられた経験を持っているので、その悲しみに対応するために他者を傷つけるのです。そして最後の四つ目が、「自分の不完全性や無価値を証明するために問題行動を起こす」場合です。この場合、子どもは、自分は取るに足りない人間だと感じており、この気持ちはとても悲しいものです。このような子どもを励ますことは大変難しいので、忍耐と冷静な判断力が必要です。また、支援する大人に対する支援が何よりも大切です。

さて、ひかる君の問題行動の目的は何だったのでしょうか。私は、四つ目の「自分の不完全性を証明するための行動」であると考えました。当時のひかる君がプレイルームでよく言っていた台詞が、「○○ができないのならもう今度から来ないからね」や、「ぼくなんて来なくてもいいと思っているんでしょう」であり、返答に困っていました。四つめの目的のために問題行動を起こす子どもたちとかかわっていると、なんと答えていいのか分からない、どのように答えても火に油を注ぐ結果になると感じる場合が多いのです。これは子どもの中にあるねじれが原因です。ひかる君のねじれが分かる会話を紹介したいと思います。

自分のことを好きではない

松　かっちゃんって優しいね。

ひ　ううん、普通だよ。

松　普通なんだ。

ひ　だって、自分のこと普通と思ってるよ。

松　誰が自分のこと普通と思ってるの？

ひ　かっちゃん。だって、自分で自分のこと好きな人いないじゃん。

松　そうなんだ。自分で自分のこと好きな人はいないんだね。ひかる君、私は結構、自分のこと好きかもしれない。嫌いなところもあるけど、でも好きかもしれないよ。

ひ　ひかる、好きじゃない。

松　ひかる君、自分のこと好きじゃないんだね。

ひ　うん、嫌い。

松　嫌いなんだね。それは悲しいね。

ひ　悲しくない。ママも相手したいけど、相手できないんだって。ひかるが勝手に自由な世界に行っちゃうから。

松　そうなんだ。ひかる君の勝手で自由な世界っていうのがあるんだね。

ひ　うん。

松　ひかる君はお母さんがそういうこと言うの、がっかりしてるみたいだね。

ひ　がっかりしてない。

松　そんなこと言わないでほしいね。

ひ　うん。

松　ひかる君は何で自分のことが好きじゃないって思ったのかな？

ひ　ん？　何で好きじゃないかって、ほとんどの人は自分のことより他の人のほうが好きじゃん。

松　へぇ、そうかな。

ひ　今びっくりした？

松　びっくりした。そうかなって思って。ちょっと考えちゃった。

ひ　自分のこと好きじゃない。嫌い。

松　お母さんがそう言うもんね。

ひ　言わないよ。ひーくんって言うよ。ねぇ、ひかるのこと「ひかるどんぶり」って言っていいよ。

松　ひかるどんぶり？　ひかるどんぶりっていうのはどういうことなの？

ひ　どんぶりのようなでっかい頭だから。「なーにー？」って言ってやるよ。

松　ひかる君はどうも自分のことをちょっと馬鹿にしてほしいみたいだね。

ひ　いや、自分から馬鹿にしてるだけだから。

松　ひかる君は自分から馬鹿にして、人にも馬鹿にされたいのかな？
ひ　人に馬鹿にされてるから、まず。
松　え？　今、人に馬鹿にされてるの？
ひ　今じゃないけど馬鹿にされてるから。
松　今じゃなくて？
ひ　施設でもう馬鹿にされてるよ。
松　園でひかる君を馬鹿にする人がいるんだね。
ひ　うん。
松　それ、教えてくれてありがとう。
ひ　にっこりしててもいいよ。
松　それを聞いたら、にっこりするのかな？
ひ　するよ。元々馬鹿にされてるし。
松　そうなんだ。どうも、ひかる君は馬鹿にしてほしいのかなって思っちゃうよ。
ひ　うん。いいよ。全部、嫌いだもん。

この対話に題をつけるとしたら皆さんは何という題をつけるでしょうか？　「私は愛される

に値しない人間なんです」というタイトルになるのではないでしょうか。その気持ちを言葉で伝える七歳の子どもがひかる君です。「松平さん、そうでしょう、ぼくはだめな人間なんでしょう。だめな人間だからお母さんぼくのことを大事にしなかったんでしょう」という気持ちを抱えて生きるひかる君は、その苦しい公式を証明するために問題行動を起こし、納得しようとしていたのです。そうでなければ、お母さんが自分を大切にしない理由が見当たらないのです。ひかる君の仮説が作り出すねじれを取り除く援助には、辛抱強さと、誠実な励まし、そしてメタコミュニケーションのテクニックが必要でした。

少しずつ、三歩進んで二歩下がるように、ひかる君はねじれを解いていきました。ある日、いつもならばプレイルームから帰るのを嫌がるのですが、ひかる君は「これからもずっとここに来たいから、わがままは言わない」と話し片付け始めました。ひかる君に、自制する気持ちや行動を抑制する力がついてきたことを感じました。そして、三年目のある日、ひかる君は自らの力で、大きくねじれを解いたのでした。

その半年前の面談の日、ひかる君はイーゼルに向かって絵の具で絵を描いていました。絵の具が思った以上に水っぽかったようで、せっかく描いた男の子の上にしたたってしまいました。ひかる君は、「あ～もういやだ～」と失望の声を上げ、わたしのほうを向いて「ひかるバカって書いちゃダメ?」と聞きました。ここは冷静に対処しないといけないと考え、言葉を選びながら「ひかるバカって、書きたかったら書いてもいいと思うよ」と返事しました。するとひかる君は、少し驚いた表情で「自分のことよ?」と聞き返してきました。そこで私は「うん、ひかる君が書きたいと思ったら書くんだよ。でも、ひかる君あんまり書きたそうじゃないけど、書かなきゃいけないって思ってるみたいなかんじだなぁ」と言いました。するとひかる君は、困ったような笑っているような表情を浮かべたのち、にやっと私に笑いかけ、勢いよく「バカ」と書き入れたのです。自分は取るに足りない、不完全な人間であると考えている子どもには、とにかくメタコミュニケーションをどんどん使うようにテリー先生から指示を受けていましたので、「バカと書き込みたい」というひかる君に対し、その良し悪しの判断力はあなたにある(責任を子どもに返す)ことを伝えると同時に、本当に書き込みたいのかどうか考えてほしいと、メタコミュニケーションを使いながら伝えたのでした。このやりとりは、私の印象に強く残りましたし、ひかる君の印象にも残ったようです。きっとこの時、ひかる君は、自分の行動と、思っていることの間にある矛盾になんとなく気が付いたのではないでしょうか。それで、にやっと笑ったのではないかと思うのです。

そして、忘れられない日がやってきました。約半年後、ひかる君が再びイーゼルに向かったのです。そして絵を描き始めました。前回同様に男の子の絵を二つ描いたあと、突然、その絵の下に文字を書き始めたのです。とても真剣な表情でした。私はひかる君に近づき、書いた文を読みました。そこには詩が書かれていました。

レシート

じぶんでは
えはうまくかけたとはおもわないけど、
でも、ほかのひとはぼくの
えをほめてくれるひとは
いっぱいいる
だからぼくはしなくていい

たとえじぶんが
「へんなえをかいちゃった」と
おもっても

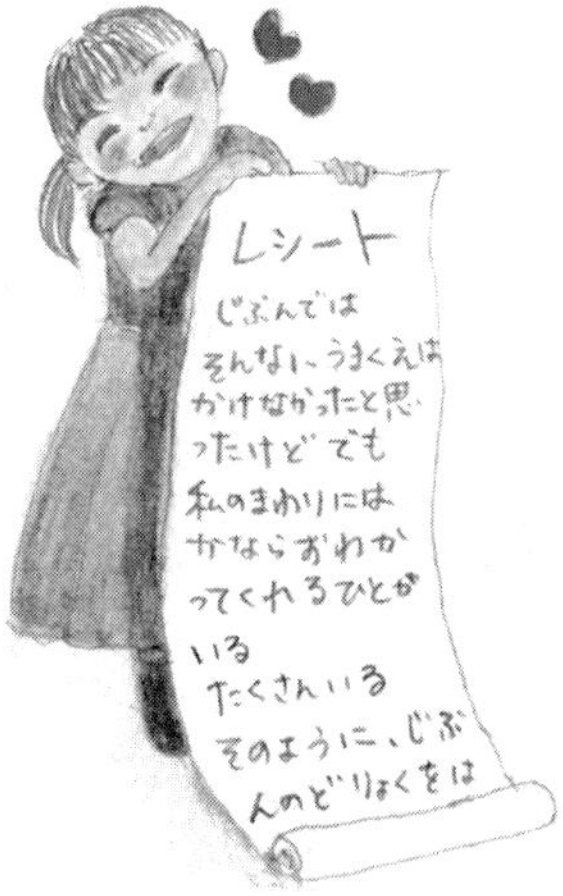

ほかの人は
「へんなんかじゃない」と
ほめてくれるから

この詩を読んだ私は、思わずひかる君を抱きしめ、「すごい、すごい！　うれしい、うれしい！」と声をあげました。ひかる君が驚くほどの声の大きさでした。ひかる君は、もうバカと自ら書かなくてもいいんだと、そのように成長していたのです。ひかる君は、ちょっとおどけて「書いたものは勉強になるもんだ。自分が言いたかったことを言葉にすることが大事なんだ」などと言っていました。私はこの瞬間をしっかりとらえ、ひかる君に忘れてほしくないと思い、彼の詩を印刷すると同時に、私の解釈も付け加えて、ひかる君の満面の笑みの写真とともにラミネート加工しました。（「レシート」という題は、きっと書いた紙がクルクルとレシートの台紙のようにくるまっていたからだと思います。）

じぶんでは、そんなにうまくえはかけなかったと思ったけど、
でも、ぼくのまわりにはかならずわかってくれるひとがいる
たくさんいる

そのように、じぶんのどりょくをはっけんし
みとめてくれる人がいるのだから、
ぼくがたとえ、「へんなえをかいちゃった」とおもっても、
しんぱいしなくてもいい、あせらなくてもいい
いやなきもちにならなくてもいいんだ

私の解釈を読んで聞かせたところ、「ふ～ん、そういう意味なんだ、ぼくの書いたものは」なんてひかる君言っていましたね。

ひかる君は、「いつまでここに来ていいの？」としばしば聞きます。私は「ひかる君がもう大丈夫と思うまでだよ」と答えます。するとひかる君は、「そんな時は来ないよ。ひかるは元気になんてならないから、だからずっとここに来ないといけないよ」と言います。でも、必ず「もういいよ。大丈夫だよ。必要なときにまた来るからね」と言って離れていく日が来ると信じています。

Q

「ひかるバカ」と書いたひかる君の気持ちについて考えてみましょう。

Q

人が変わっていくためには十分な時間が必要だと私は考えるのですが、皆さんはどう思いますか？

column

Encouragement（勇気づけ）

Encouragement（勇気づけ）は、支援を必要とする子どもに大人がかかわる際のキー概念であり、具体的なかかわりの中で子どもに届けることが必要な要素です。

子どもをEncouragementする方法

◎子どもに何も求めず、何も期待せず、そしていかなる変化も求めず、今存在する子どもに対してまずは価値を見いだすこと。
◎子どもの持つ能力を信じること。現在子どもが「できること」に着目し、成長していることや、成し遂げていることを称賛すること。
◎子どもの努力を認め、認めたことを子どもに伝えること。
◎何かをおこなうその過程に価値があることを強調すること。
◎子どもがおこなったよいところを見つけ、平均以下の部分は無視する。子どもが水準に達していない場合、支援者自身も、これまでもこれからも失敗することがあるということを伝え、不完全でいることは何も怖くないことを伝えること。

◎失敗からこそ学べることを伝え、失敗は決して否定的なものや絶望的なものではないとの理解を促すこと。

◎社会が受け入れられる、子どもが自分の存在を示す方法を一緒に見つけること。

テリー・コットマン（2003）

Ⅳ 親子のであい

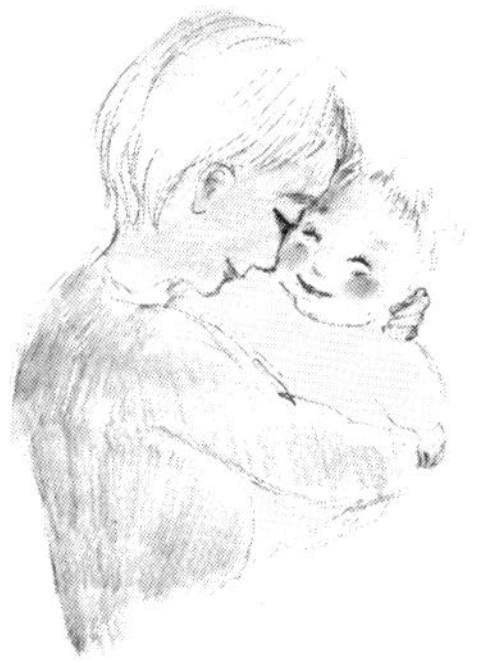

想像のつばさ

つばさ君は、小学校一年生の時にある事故によって低酸素脳症になり、手足が麻痺したため、立位の体勢をとることが難しくなりました。ベッドの上で一日の大半を過ごし、たんの吸引が必要であり、心拍を測る機械につながれている男の子でした。

私がつばさ君に初めて会ったのは、事故から三年後のことです。つばさ君は四年生になっていました。入院からの三年間、つばさ君はどのように過ごしていたのでしょうか。元気だった自分と今の自分を比較することはあるのでしょうか。つばさ君に会う前に私はいろいろ想像してみました。しかし、想像しても分からないので、とにかく十歳の子どもと遊ぶということだけを念頭において訪問に出かけました。

出会いの日は初夏でした。お母さんに案内され部屋に入ると、部屋の一番奥に設置された介護用ベッドにつばさ君が横たわっていました。離れていても少し緊張している様子を感じました。寝たきりの子どもがいる影響なのでしょうか、静かで、どこか悲しげで、そして諦めのような気持ちが混じった、そんな雰囲気が漂っていました。私はまっすぐにつばさ君のところに向かいました。そしてつばさ君の目を見て静かに、「こんにちは。つばさ君と遊びに来た松平千佳です」と自己紹介しました。つばさ君は気管を切開しているため声が出ません。でも、じっと私を見つめ返してくれました。そしてまるで返事をしてくれるかのように、唇を懸命に動かしたのです。私はつばさ君にたくさん話しかけました。声が出る子どもと同じように何をして遊ぶのが好きなのかたずねました。学校の勉強についても聞きました。家族についても、お友達についても聞きました。つばさ君が声を出して答えるわけではないのですが、目を動かし、まぶたをパチパチし、そして口を一生懸命に動かし返事をしてくれます。私はつばさ君の無音の答えに相づちを打ちながらおしゃべりを続けました。つばさ君はとても雄弁で、おしゃべりが続けば続くほど（私がよく保護者に伝える台詞なのですが）「つばさ君の頭のなかが動いている」ことが分かりました。顔つきが精悍になっていきました。つばさ君が強い意思を持っていることが見えてきました。つばさ君があまりにもたくさんしゃべるので、お父さんが途中で顔をのぞきにやってきました。すると、なんとつばさ君の表情に「邪魔しないでよ」という表情が浮かんだように感じたのです。二十分ほどおしゃべりを続けると、つばさ君は疲れたのかうとうとし始め、私の一回目の訪問は終わりました。私はお母さん、お父さんに言いました。「つばさ君と遊べて楽しかったです。私にとって、つばさ君は四年生の少年として映ります。なので、四年生の子どもの好きなことを考えながら遊んでいきたいと思います」。事実、私はつばさ君が大好きになりました。わくわくして、早く次に会いたいなと思ったのです。このアプローチはご両親にとってとても新鮮だったようです。「四年生の少年としてかかわる」という私の宣言から、ご両親にとっても我が子に出会い直す旅が始まったように思います。

二回目の訪問の際、私はつばさ君を主人公にした物語を作っていくことにしました。長い間、思いっきり体を動かしていないつばさ君ですから、きっと走ったりジャンプしたりしたいだろうなと思い、ガイドイメージ法（１０７ページ参照）を取り入れた物語を作っていくことにしたのです。以下がその物語のスクリプトです。

つばさくんのある日

夏の終わりが感じられるある日の午後、つばさくんはお日様に誘われて、家を出発し歩き始めました。

なぜだか歩くのが楽しくなって、どんどん進んでいきます。

ずんずん、つばさくんは進みます。

あまりにも楽しくなって、つばさくんは歌も歌い始めました。

道の横でお店をやっているおばさんが、楽しそうに歌を歌うつばさくんをみて、にっこりと笑いました。

ちょうちょも飛んでいます。
鳥の鳴き声も響きます。
まるで、だれもがつばさくんの出発を応援しているかのようです。
つばさくんは冒険を始めるような気持ちになって、ワクワクしてきました。

舗装された道の上を歩いていると、熱が反射して顔が熱くなってきます。
「あちーな。やっぱり家でテレビでも見ていたほうがよかったかなあ」と、つばさくんは思いました。のども乾いてきました。

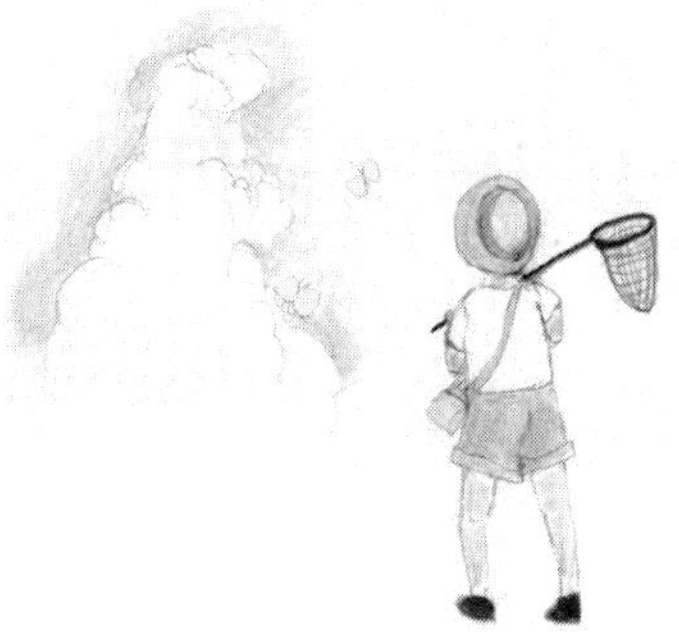

三叉路に差し掛かると、大きなクスノキが見えました。
そうだ、あのクスノキの下で涼んでいこう、とつばさくんは思いました。

クスノキの下は、日影ができていて涼しくとても気持ちいいです。
顔に当たる風もとても気持ちがいいです。
足の下から伝わる草の感覚も、ひんやりしていて気持ちがいいです。
つばさくんは、やっぱり家を出てきてよかったなあと思いました。

ふと、右を向くと小さな小道があることに気が付きました。
雑草が、道の右にも左にも生えていてあまりよく見えませんが、確かに道があるのです。

「隠された道か。面白そうだなあ、あの道を歩いてみよう」と、
つばさくんは考え立ち上がりました。
お尻についたはっぱを手で払うと、つばさくんは

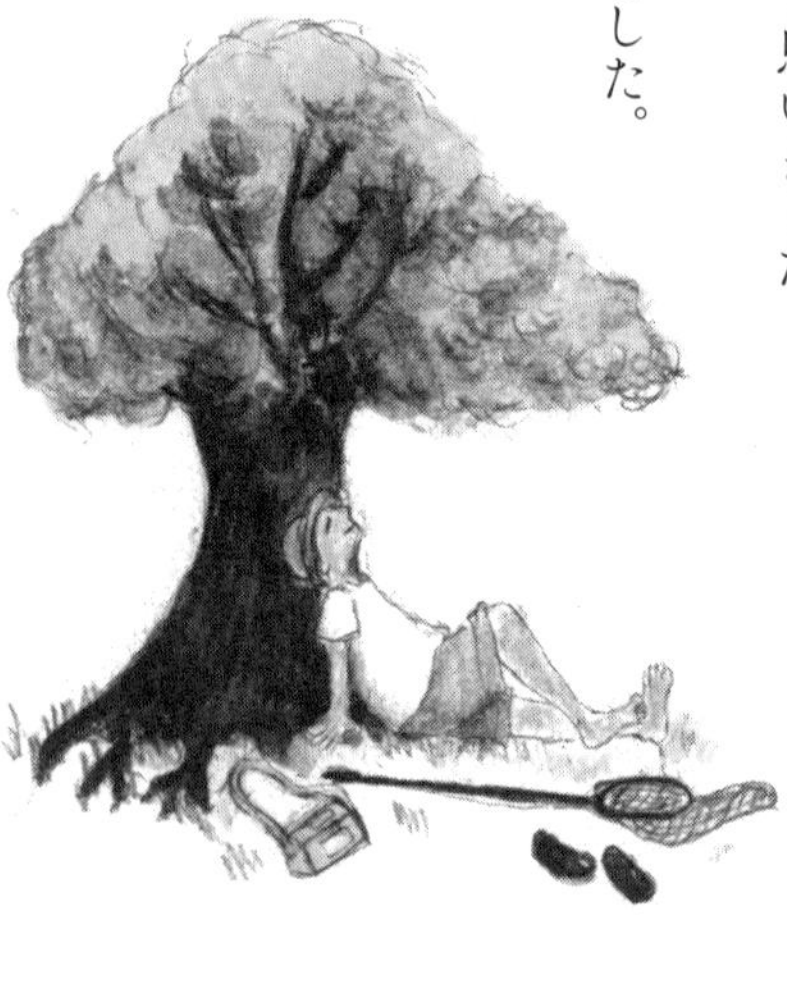

勇気をもって小道に入っていきました。

小道はつばさくんの冒険にぴったりな小道でした。

つばさくんに驚いて、バッタがぴょーんと飛びました。

カエルが慌てて田んぼにバシャーンと飛び込みます。

草ヘビもいました。

草ヘビはのんびり、とぐろをまいて寝ていました。

「これはいい。俺にぴったりの小道だ」とつばさくんは思いながら歩いていくと、遠くから子どもたちの声がしてきました。

なんだ。なんだ？　この先に公園でもあるのかなあ？

歩けば歩くほど、声はどんどん大きくなってきます。

「そこだそこだー」「頑張れー」「いいぞいいぞ」「あーおしい」など、大きく力強い声がどんどんと大きくなってきます。

つばさくんは、何があるのか知りたくなって、走り始めました。

声もどんどん大きくなってきます。

すると突然、開けた野原に出ました。

野原は木のフェンスに囲まれており、フェンスの向こうで、子どもたちがボールで遊んでいます。


つばさくんは、フェンス越しに子どもたちを見ることにしました。

どんなゲームなんだろうと考えています。

子どもたちは夢中でボールを使って遊んでいます。

ゴールを決めるたびに歓声が上がります。

九人の子どもたちが二チームに分かれて遊んでいるのです。


すると、一人の体の大きな子どもがつばさくんに気が付きました。

そして、大きな声で「一人足りないんだよ、はいってくれよ」と手招きとともに、呼びかけてきました。

すると、残りの子どもたちもつばさくんに「おいでよ」「一緒に遊ぼうよ」といいました。

つばさくんは木のフェンスを開けて元気よくみんなのところに走っていきました。

そしてみんなと遊び始めました。

すぐにルールは分かりました。

「つばさ～こっちだよ～」

「まわせまわせ、きをつけろ～」

「やったな、すごいぞ」

など、たくさんの声が上がります。

つばさくんは一生懸命遊びます。

顔は真剣です。

楽しくて仕方がありません。


風が少し変わりました。

つばさくんはぶるっと体を震わせました。

気が付くと、太陽が随分と低いところに来ています。

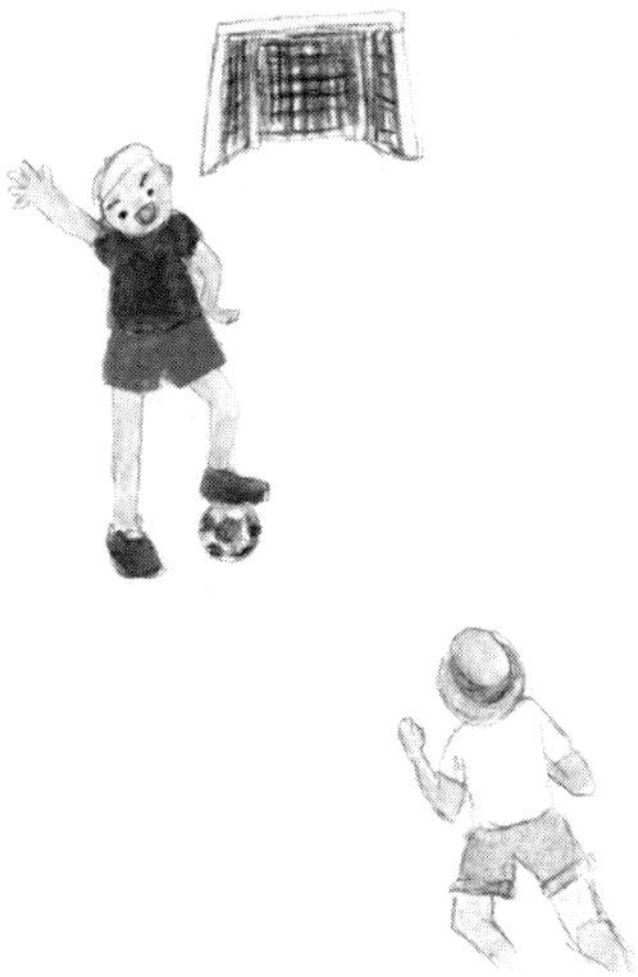

夕方の時間が来ているのです。
そうです、家に帰る時間です。

つばさくんはみんなに「さよなら」を言いました。
子どもたちは「またいつでもここにきて遊ぼう」と言いました。

つばさくんは帰路につきました。
来た時よりも風は涼しく感じられます。
カエルも泣き始めています。

「ああ~今日は楽しかったなあ」とつばさくんは考えながら歩きました。
するとあっという間に家の近くまでやってきました。
次の角を曲がると、家です。

「また冒険にでかけよう」とつばさくんは思いました。

想像の世界の中でなら、子どもたちは（大人だって）何でもできます。宇宙飛行士になったり、オリンピック選手になったり、はたまた可愛い犬になったり。つばさ君も同じで、体は動かなくとも想像の世界では冒険家になれるのです。つばさ君は、私の作った物語を集中して聞いていました。走るところでは思いっきり走り、ドキドキするところでは心臓を高鳴らせ（心拍数モニターが上がるのでわかるのです）、そして自宅に帰る場面になると疲れ、うっとりした表情になっていました。物語を読み終えたので次の遊びに移ろうとすると、なんとなくつばさ君が不快な表情を浮かべているように思いました。まるで「え～もう終わるの？」と言っているかのようです。「なになに、つばさ君もう一回冒険に行きたいだって？」とたずねると、つばさ君、口をもぐもぐさせています。つばさ君はまだ想像の世界から出たくなかったようです。私は「わかったよ」とつばさ君に伝え、再度物語を読み、つばさ君を冒険へと連れ出しました。

この日私は、お父さんとお母さんに、想像の中ではつばさ君は何だってできること、遊びは挑戦しようという気持ちを高めてくれることを伝えました。そうなんです。遊びには子どもの「挑戦する勇気の力」を高める作用があるのです。実は、つばさ君の訪問を始める前に気にとめていたことがありました。それは、つばさ君のリハビリについてです。お父さんお母さんは、つばさ君にもう一度自分の足で立ってほしいという願いを持っており、そのためリハビリに熱心に通っていました。しかし、リハビリになるとつばさ君は寝てしまうのです。なかなか効果が上がらないことをお父さんたちは残念に感じていました。つばさ君にしてみれば、リハのスタッフとはなかなか気持ちが伝わらないし、痛いばかりで楽しいこともないし、なぜリハビリをしないといけないのか？　という気持ちがあったのだと思います。そのような葛藤が存在していることを知っていたので、私は、遊びを通した関係性作りからまずは始めないといけないのでは、と伝えたかったのです。幸いなことに、お父さんもお母さんも遊ぶつばさ君の様子をよく観察し、我が子の中に芽生えた気持ちの変化を感じ取っていました。遊びの力は言葉で説明するよりも、実際に見せるほうが理解してもらいやすい活動です。つばさ君の遊ぶ様子を収めよう、つばさ君にかかわる他の支援者にも見せようと、お父さんたちは動画を撮っていました。

　三回目の訪問では、つばさ君に能動的に遊んでもらおうと思い、絵を描く用意をしていきました。つばさ君の指は麻痺しているため、握って使える色鉛筆を用意しました。これまでは、受け身の遊び方をしていたつばさ君が、絵を描くことを通して自己を表現するわけです。当時のつばさ君に、誰も絵を描こうと提案する人はいなかったでしょう。寝たきりですし、腕も硬直しています。そのような状態の子どもを見ると、大人は多くのことが「できない」と決めつけてしまいがちです。私は彼の手に握れる色鉛筆を持たせ、手を添えて押しました。すると、線が描けたのです。お父さんの口から思わず「おお〜」という声が漏れました。三年ぶりのお絵かきなので、しばらくは直線を描いたり、曲線を描いたり、丸を描いたりしてウォーミングアップしました。つばさ君は久しぶりに持つ鉛筆の感触、紙に触れる感触、紙の上に線が表れることを、楽しんでいたように思います。「何か絵にしてみようか？」とつばさ君にたずねると、口をもぐもぐ、目をパチパチ。描きたいようです。前回の物語にあった場面を再現し、広い野原でボールを蹴って遊ぶ姿を描くことにしました。もちろん、私がつばさ君の手の上に自分の手を乗せて握らないと、絵を描くことはできません。しかし、つばさ君にはどこに何を描くのかたずね、どのぐらいの大きさで描くのかをたずね、そして何色で描くのかをたずね、彼のイメージをなるべく忠実に絵に落としていきました。できあがった絵には、広い野原でボールを追いかけて遊ぶ少年の姿が描かれていました。彼の気持ちや願いが、誰にでも見て分かる絵の中で三年ぶりに再現されました。お母さんは、「そうでした。こうなる前のつばさはお絵かきが好きでいつも画用紙の前にいるような子どもでした。思い出しました」と言いました。お父さんはその絵を額に入れて、つばさ君が見えるようにベッドにくくりつけました。

この頃からでしょうか、お父さんもお母さんも、ホスピタル・プレイをつばさ君に届ける価値をしっかり理解してくれるようになりました。それに伴い、お二人のつばさ君に対するかかわり方が少しずつ変わっていきました。それまでお母さん、お父さんはつばさ君に対し「申し訳ない気持ち」を持っていたと思います。六歳まで健康で走り回っていた子どもが突然、歩けない、話せない、排泄も食事もできなくなってしまったのですから、とても強い自責の念にかられたことでしょう。退院後も幾度も体調が悪くなり緊急入院を余儀なくされる。リハをしても一向によくなる気配はない。そして子どもの気持ちが分からないし、こちらの思いも伝わっているのかどうか分からない。親としてのふがいなさと毎日戦っていたのではと想像します。つばさ君自身も投げやりな気持ちがあったのかもしれません。初めての訪問で感じた部屋全体に漂う失望感は、家族の気持ちの相互作用の中で生まれていたと思います。しかし、再びつばさ君が遊び始めたことによって、お父さんとお母さんに確かな変化が生まれました。呼吸器をつけている医療的ケア児としての息子ではなく、子どもとしての息子の姿が再び戻ったのです。実際、遊ぶ子の姿はあまりにも当たり前の姿なので、多くの大人がその尊い価値を気づかずに過ごしています。失ってはじめて、我が子が遊ぶことの大切さをお父さんたちは再認識したのかもしれません。つばさ君の子どもとしての当たり前の姿に、心が動く親の姿を感じていました。二つ目に感じた変化は、我が子とつながるメディア（遊び）を見つけられたことから生まれたと考えます。コミュニケーションは言葉でとるものという思い込みから、言葉を持たないつばさ君とはもうつながることはできないと考えていた人が多くいました。しかし、遊びはコミュニケーションのツールとしての役割も果たすことができるのです。実際、遊びの中でつばさ君はとても豊かに「自分」を伝えていたのです。お父さんたちは、探していた我が子を再発見したうえに、我が子とつながる糸が再び結ばれたのではないでしょうか。三つ目にもたらされた変化は、明るい希望が見いだされたことだと思います。遊びはそもそも楽しいものですから、とにかく明るいのです。つばさ君は実にいろいろな遊びを体験し楽しみました。

例えば、「熊狩りに行こう」という絵本を読みながら、拾ってきた落ち葉を足で踏む遊びは、つばさ君にとってはちょっとこわい遊びでした。三年間、足の裏で何かを踏むと言うことがなかったのですから。しかし、遊びだと挑戦するのです。足をなかなか下ろさないつばさ君の姿に大笑いするお父さんとお母さん。馬鹿にするなと怒った顔をするつばさ君。覚悟を決めて足を下ろし落ち葉の感触を足の裏で確かめるつばさ君。その姿をみんなで喜びました。お父さんたちはその様子に確かな成長を感じたことでしょう。また、生きるたくましさも感じたのではないでしょうか。つばさ君の遊ぶ姿は親にとってまさに希望

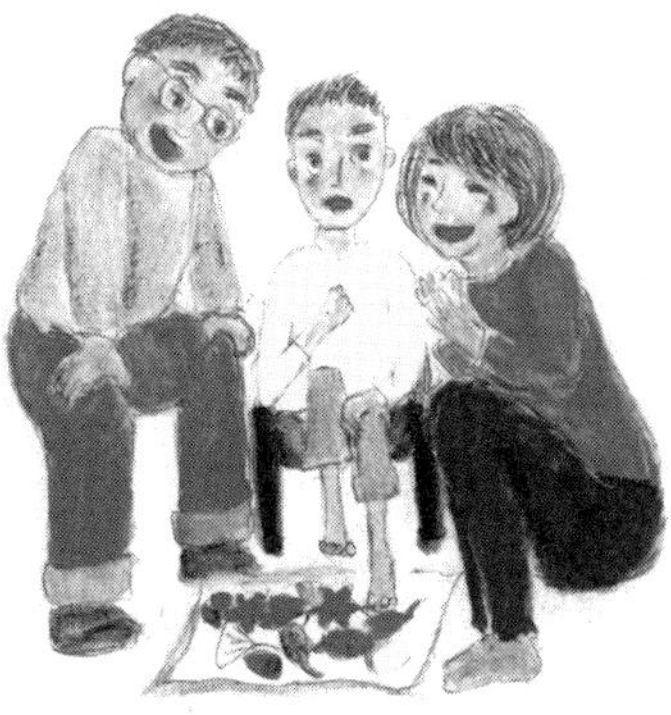

となったのです。そして四つ目です。それが喜びだと思います。つばさ君が楽しいとお父さんもお母さんも楽しそうです。家族の中に明るく前向きな雰囲気が生まれ、それが家族の中に落ちていた影を一気に払拭していったのだと思います。妹にもとても良い影響があり、妹にとってつばさ君は何もできない兄ではなくなりました。一緒に遊ぶ仲間となったのです。妹は今では自分の通う小学校にお兄さんが車いすでやってきて交流するのが大好きです。

これまでつばさ君とはいろいろなことをして遊びました。以下思いつくままに遊んだ内容を書き出してみます。

着せ替え　生け花　味見　砂遊び　水遊び　ディスコタイム　物語制作　プレイ・プレパレーション　粘土　塗り絵　メディカルプレイ　スライム作り　なぞなぞ遊び　漫画読み　シール貼り　キワニスドール作り　呼吸法　パスポート作り　ゲーム　など

とにかく、たくさんの遊び方を提案し、つばさ君の生きる力（つながる力、挑戦する勇気、かけがえのない自分を認める力、能力）に働きかけていきました。また、入院や通院をする際には在宅でプレパレーションを実施したり痛みの軽減につながる呼吸法を練習したりして、送り出しました。つばさ君が入院するに当たり制作したパスポートを紹介します。

僕のパスポート

僕のこと

　僕の名前はつばさです。ぼくは、今小学校の4年生です。僕の家族は、お母さん、お父さん、そして保育園の妹がいます。

　当たり前だけど、僕には好きなことや嫌いなことがあります。（好きなことは後で紹介しますね）

　ある人は僕がとても「繊細」だといったんですけど、僕にはまだ意味がよくわかりません。そしてそんなに言いたいことやしたいことを、ずばずば言うタイプではないのかもしれません。だからゆっくりかかわってくれると嬉しいです。

　僕は、たくさん遊びたいなあと思っています。勉強もしたいです。勉強して、イギリスにいる文通友達に手紙を出したいです。

僕の好きな遊び

　僕は想像して遊ぶのが大好きです。物語を作るのも大好きです。

恐竜も大好きです。特に好きな恐竜が2つあります。当ててみてくださいね。

入院する前に、友達と恐竜の物語を作りました。持ってきているので、どうぞ読んで、感想を聞かせてください。退院したら続きを作る予定なんです。

お願い

僕はこれまでたくさん採血もしたし、検査もしたし、手術もしました。でもぜんぜん慣れていません。

みんなもそうだと思うけど、僕も痛いのが苦手です。なので、痛い検査があるときはいきなりするんじゃなく、教えてほしいです。そしたら、呼吸を整えて、少しは痛みを少なくすることができるから。

僕はもう4年生なので、自分で考えたり決めたりしたいです。なので、僕にたくさん話しかけて僕の気持ちも聞いてください。かかわってくれる人とは、目でコミュニケーションをとることができます。

また質問があれば、僕か、お母さんやお父さんに聞いてくださいね。

Q パスポートにはどのような効果があると思いますか？
病院で働く医療者の気持ちになって想像してみてください。

column

ガイドイメージ法

HPSのフォローアップ講座として、ガイドイメージ法を教えるDr.Bernie Whitakerを英国から招へいしました。Bernie Whitaker先生は痛みの軽減にガイドイメージ法が有効であると言われていました。痛みは皮膚で感じるものではなく、脳で感じるものであり、脳の中で楽しかったり、わくわくしたりするイメージを想像することによって、注射などの際に痛みを感じないリラックスした状態が作れるという考えに基づいています。私はしばしば子どもに合ったセラピューティックな物語を作って、子どものイメージに働きかけ痛みと恐怖の軽減を実施しています。

多職種連携の重要性

つばさ君とのかかわりで特筆すべきことは、つばさ君自身が言い出しっぺとなり、多職種間での連携が生まれたことです。私にとってこの連携はＨＰＳが目指すべき方向性を示唆してくれる経験となりましたのでまとめておきたいと思います。

先ほど述べたように、つばさ君は再び立つことを目的にリハビリをおこなっていました。私がつばさ君とかかわっていたときに、「リハもさ、こういう感じで、遊びから入ってくれたらいいのにね」と話したところ、つばさ君は、目をパチパチし始めました。「だよね、そうしたら楽しいのにね」というと、再びパチパチ。つばさ君のパチパチがなかなかやまないので、私が「何々、リハの人に伝えてほしいの？」というと、再びパチパチ、「そうだ」というのです。リハ中につばさ君は寝てしまうことが多いとすでに述べましたが、実は、リハに行くと子どもたちが寝てしまうのは、ユニバーサルな行為であることを私は英国で学んでいました。英国のTadworthに脳に障害を持った子どもたちが、地域に戻る前の総合的なリハビリテーションを受ける医療型福祉施設があります。そこで実習をしていた際に、看護師さんが「ここの子どもたちはね、嫌でも怖くても逃げられないと寝るんだよねえ」と私に言ったのです。「そうか、寝るという反応は子どもの拒否反応なんだ」とそのとき確信しました。子どもたちは、走って逃げることも、声を出して威嚇することもできません。それで、唯一残された「寝る」（Fold）という方法で、怖い気持ちと対処しているのでしょう。

さて、連携の話に戻ります。英国では、施設間の垣根は低く、コミュニティで働くＨＰＳが入院する子どもについて行き、入院先の病院でプレパレーション（子どもが心の準備をするために情報を与えたり、気持ちを聞いたりすること）や処置の場面においてディストラクションする事例はたくさんあります。子どもが親しんだ人から支援を受け、うまく処置や治療を受けることができるのであるならば、誰がその支援をするかは関係ない、病院にとっては万々歳だという考えなのです。日本の場合は、残念ながらこの考え方にはまだ至っていないように思います。つまり、違う機関に所属する、違う技能を持った専門家同士のつながりを妨げる垣根がまだまだ高いのではないでしょうか。理由を考えてみました。それは、プライドであったり、恥の気持ちであったり、連携を求めること＝「自分（たち）ができていない部分を指摘される」と感じることなど、気持ちが阻む場合が多いのではないでしょうか？　本来は、クライアントの最善の利益のために、みんなで協力すればいいのに、大変もったいないことだと思います。

ありがたいことに、つばさ君の通っていたリハビリ施設には、ホスピタル・プレイを好意的にとらえる小児科医がいました。また親の気持ちを尊重したい気持ちを持つ作業療法士（ＯＴ）と理学療法士（ＰＴ）がいましたので、ある日、私はつばさ君に同行しリハビリに参加することができたのです。最初は私も遠慮し、リハの人たちとつばさ君のちぐはぐしたコミュニケーションを観察していたのですが、つばさ君がなぜついてきてほしいと言ったのか、それはこのちぐはぐを調整してほしいからだと気づき、声をかけ始めるともう止まりません。「多分、つばさ君は待ってほしいんだと思う」「いや、先に全体の形を見せないと、どのような動きをどの程度期待されているのかが分からないと思う」「選択肢が難しすぎると思う」「今ならばもう少し動かしても本人は嫌がらないと思う」などなど、私の口は止まらなくなってしまいました。ＯＴもＰＴも私のつばさ君への声かけがとても新鮮だったようです。「普通に声をかけるんですね」と思わず言ってしまった後に、「普通って言って、ごめんなさい」と謝られる場面もありました。実際、医療的ケア児はしばしば過保護になっていると思います。手厚いケアをたくさん受けているのですが、自立に向かわせる感じではありません。私は、つばさ君に将来自立してほしいと思っています。そのため、「責任を返す」ことを意識してかかわっています。ＯＴが、リハビリの一環として筆を持って絵の具を塗る、という活動を提案しました。つばさ君は大きな筆を選び、サポートを受けながら使ってみると絵の具が線からはみ出してしまったのです。つばさ君の顔が少し硬くなったのを見て、ＯＴが「ごめん、ごめん、つばさ君」と謝ったのです。私は「いえいえ、謝る必要はないですよ。この大きな筆を選択したのはつばさ君なので、はみ出してがっかりした気持ちはつばさ君が引き受けないといけないんです」と言いました。そしてつばさ君には「つばさ君の判断ミスだよ。自分で選んだんだから仕方がないさ。次やるときに、細い筆を選ばないとね」と伝えたのです。つばさ君は憮然とした顔をして私をにらんでいました。こんな自然なやり取りをリハの人々に見てもらった一日でした。

多職種の連携はとても重要です。お互いから学び合うことができます。私は子どもとつながる方法を教えました。リハの人たちは、つばさ君の筋肉のどの部分が硬く、どの部分を伸ばせばいいのかを教えてくれました。お互いの仕事を見たことにより、どのような支援をつばさ君が受けているのかイメージすることができるようになりました。その結果、連携が生まれ協働することにより豊かな援助が生まれたのです。つばさ君は何かあるたび、私にリハについてこいと言います。リハで座位がとれたときには見に来てほしいと言いました。つばさ君は前よりも積極的にリハに参加しています。

つばさ君はこれからも医療と関わり生きる必要があります。毎日のたんの吸引、胃瘻からの栄養補給はもちろんのこと、風邪を引くだけでも入院が必要になったり、緊張を解くための注射であったり、股間の変形を修正するための形成外科手術であったり、人工呼吸器を装着するなどの侵襲性の高い医療ケアを受け続けます。それだけ多くの治療やケアに見合うだけの「生きる喜び」がつばさ君には必要です。つばさ君が「生まれてきてよかった」と思えるように、彼の生きる力を支えていきたいと考えています。

Q

つばさ君のお父さん、お母さんにとって、
ホスピタル・プレイはどのような働きかけとなったでしょうか?

許してくれますか？

まさる君は、染色体を人よりも少なくもって生まれてきました。まさる君は、とっても小さく生まれましたので、一年近く保育器の中で育ちました。お母さんが当時の写真を見せてくれましたが、オムツだけをつけたまさる君がたくさんの管をつけて横たわっていました。「看護師さんが気を利かせて、手と足が写らないように写真撮っているんですよ」と、お母さんはその気の利かせ方に感謝するのではなく、むしろそのように気を遣う気持ちが悲しい、ともとれるようにつぶやきました。まさる君は、染色体が少ないため、手と足に障害があるのです。呼吸器の装着も検討されたそうですが、担当のお医者さんが「大丈夫、この子は自力で呼吸できる」と言い切ってつけなかったそうです。「奇跡の子どもといわれているんですよ」とお母さんは私に教えてくれました。そんなまさる君は、小学校の一年生になりました。

私が、まさる君親子から学んだことを理解できるようになるには、まだまだ時間がかかると思います。それぐらい、まさる君とお母さんとのかかわり方、お母さんの語り、そしてまさる君の遊びの様子から、感じたことはたくさんあります。深い闇も見ましたし、明るい可能性も見ました。遊びの介入が遅れることの罪深さも感じました。とにかく、生まれたときから、お母さんもまさる君も必死で医療と向き合い、お母さんはまさる君を生かすことに懸命だったのです。でもその実、医療がお母さんとまさる君の間に境界線を引いてしまったのではないかと思うのです。毎日一緒に過ごし、山をいくつも乗り越えてきた親子であるのに、本当のところ二人はお互いに出会えていないのではないか？　そんなお話をしていきます。

白衣を着た立派なお医者さん

まさる君のお母さんは、まさる君を生むまで染色体について何も知らなかったそうです。そのため、新生児だったまさる君に染色体の異常があると聞き、びっくりして調べ始めたそうです。ダウン症のお子さんも染色体異常だと学んだお母さんは、幼児期に通っていた通園施設でダウン症のお子さんを観察しました。すると、ダウン症のお子さんは話している、歩いている、食べているなど、まさる君ができないことをたくさんしていることに気がついたそうです。病院での診察の際に、お母さんは遺伝科の偉い先生に思い切って聞いたそうです。「先生、なぜ同じ染色体異常なのに、まさるはできないんですか？　ダウン症のお子さんはできるのに」するとその先生はアハハと笑い、「お母さん、だってまさる君は染色体が足りないんですよ。ダウンのお子さんは一本多いんですよ」と言ったそうです。お母さんはその説明を聞いて「ああ、なるほどそうなんだ」と納得したと私に言いました。「ストーンと分かったような気がしたんです」と。そして、お母さんはネコを飼い始めたのです。まさるにはもう人間のお友達はできないかもしれない。だからせめて、ネコを友達に仲良く生活してほしい、という思いだったそうです。私が「人間には足りないと思ったんですか？」と聞くと、「だって、偉い先生なんですよ。白衣着て、立派に見えました、その先生が足りないって」とお母さんは言われました。

私は、この「ストーンと落ちた理解」が、まさる君親子の関係に、その後もずっと影響していると思います。お母さんは、わが子を人間の子どもよりも少し価値が足りないものとして理解し、できないことをできないと受け入れたのでしょう。実際、お母さんは「ネコも賢いですよ、まさるよりも賢いかもしれない」と言ったり、犬と猫とまさる君を並べて、怒ったり誉めたりするときがあります、と言われていました。

お母さんの質問に対し、遺伝科の医師がどのように答えるのが良かったのか、私には分かりません。医学としては正しい答えだったのでしょう。しかし、母親としての役割をこれから担っていかなくてはいけない人物には、何かが足りない答え方でした。おかあさんは、染色体異常という治らない疾病を持って生まれたわが子を正しく理解しようと努力していました。わが子は何ができるようになるのですか、との気持ちをこめて医師にたずねたのでしょう。でも返ってきた答えは、「あなたのお子さんは、通常より足りないのだから、できなくても仕方がないんですよ」だったのです。このときまさる君はすでに三歳程度だったようです。「お母さんはあきらめたんですね」と言うと、「たくさんたくさんあきらめてきました。あきらめてばかりでした」と答えました。お母さんは、疾病を持つ子どもとしてのまさる君には出会っていましたが、子どもとして、豊かに生きる種をたくさん持っているまさる君にはまだ出会えていませんでした。子どもとしてのわが子に出会う前に、不完全なわが子がお母さんの中に固定してしまったのです。

まさる君と遊ぶ

私はお母さんと、まさる君は犬や猫よりも賢いとか賢くないとか議論しませんでした。ただ、「犬や猫よりも複雑な感情のひだが、まさる君にはあると思いますよ」とは言いました。お母さんの言う賢さは、数字の議論になるからです。ＩＱとは関係ないまさる君の価値を、お母さんに伝えたいと思いました。子どもが、子どもとしての姿をもっとも表すときが、遊んでいるときですので、私はまさる君と遊び始めました。

初めて訪問したとき、まさる君は、冷蔵庫の前で首を振りながら声を出して笑い、そこから這ってついていないテレビの前に座り込み、再び首を振って笑い、を繰り返していました。私は観察してすぐに分かりました。まさる君は、冷蔵庫とテレビに映る自分の影に向かって語りかけ、笑っていたのです。私が「お母さん、まさる君はお友達と遊んでいるんですね。自分の影と遊んでいるんですよ」というと、「えっ、そうなんですか？　私は頭がおかしいからだと思っていました」とのこと。お母さんのまさる君に対する見方が、ちょっとだけ変わりはじめました。

　私は三つの目的をたてて遊びました。一つ目の目的は、まさる君の持っている可能性をたくさんお母さんに見せていこう。二つ目は、お母さんとまさる君の関係性を改善しよう。三つ目は、まさる君自身に、「あなたは素敵な子どもだよ」ということを伝えようという目的でした。

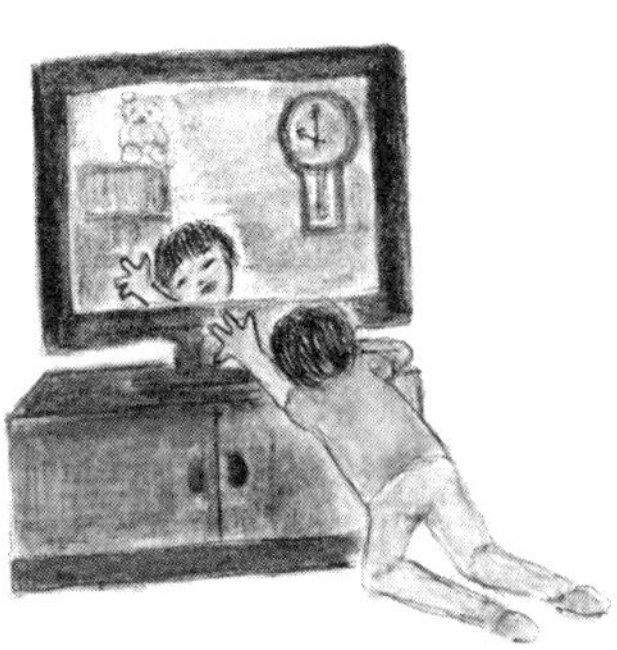

　私は、まさる君とメタコミュニケーションからはじめました。メタコミュニケーションはどんな子どもとかかわるときにも、とても重要な方法論です。言葉を持たないまさる君ですから、お母さんにまさる君の声を聞かせることも必要でした。私はまさる君を抱っこし、まさる君の

少しの反応や表情などを観察しながら、メタコミュニケーションをとっていきました。

（腕の中で飛び跳ねる）そうか、そうか、まさる君、嬉しいんだね。

（私の胸に顔をひっつける）まさる君そうなんだ、疲れて少し休んでいるんだね。

（う〜う〜と声を出す）まさる君、今日あった出来事をお話ししてくれているんだね。

（お母さんのほうに顔を向ける）お母さんを探したんだね。お母さんいたから嬉しいね。


重たい障がいを持つ子どもとかかわる大人は、しばしば「この子はコミュニケーションがとれない子ども」と評価します。しかし多くの場合、その解釈は間違っていると思います。「コミュニケーションをとることができない」のではなく、コミュニケーション手段を与えられていない（援助者側の怠慢により）、あるいはコミュニケーションの楽しさを教えられていない、子どもなのではないでしょうか？

ある青年の話を思い出します。彼は、言葉の発達が遅れていると言われ、専門医に連れて行かれた子ども時代を回顧しました。「母親が一生懸命説明し、医者も調べましょうとか言ってるんですけど、ぼくはお医者さんとお母さんに言いたかったですよ。ぼくがしゃべれない理由なんて分かりきっているでしょう。半年入院してたからじゃないか。誰も話しかけないのに、話できるはずないでしょう、と思ってたんですよね」と笑っていました。コミュニケーションの方法は言葉だけではありません。また、子ども側にだけあるのではなく、人と人の間に生まれていくものだと意識する必要があります。

私は、まさる君を抱っこしながら、彼の小さな動きや反応を感じ取り、メタコミュニケーションをとりながら、まさる君に人とかかわることの楽しさを伝え、つながりを形成しました。そして、お母さんに子どもとしてのまさる君を紹介していきました。お母さんは、私とまさる君が遊ぶ様子を、いつも動画に収めていました。

まさる君と遊んで分かったことは、まさる君がとても愉快で面白いお子さんだということ。そして、言葉は持たないものの、とてもおしゃべりで社交的だということです。まさる君は、私の声に応答するように、いろいろな声を工夫して発生してくれます。私が歌を歌うと、一緒に歌ってくれます。そして好奇心が増すと、私の口に指を入れて探り、声がどうやって出てくるのか探求しま

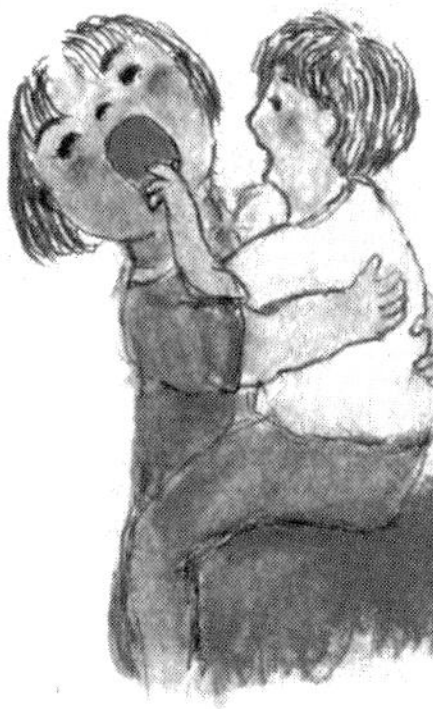

した。ホイップクリームの感触も楽しみ、口の中に入れて味を確認しました。まさる君には、子どもとして健やかに成長するために必要な４つの力、つながる力、挑戦する力、能力を伸ばす力、そしてかけがえのない自分を認める力のすべてが整っていました。私には、染色体欠損児、肢体不自由児、知的障害児ではなく、まさる君という一人の子どもとして、生き生きと存在していました。

まさる君の話を事例として紹介した際に、医療関係者から「何を根拠に、愉快なお子さんだとか面白いお子さんだとか言うのですか？」という質問を受けたことがあります。答えとして、何がしかのエビデンスを提示はするのですが、考えてみると不思議な質問です。通常、他者を面白いとか、楽しい人だと評価する際にエビデンスを探すでしょうか？　そのような評価は、かかわりの中で自然と感じ取っていくものではないでしょうか。わたしも、まさる君とかかわる中で、確信を持ってまさる君の愉快さやたくましさを感じ取ったのです。

三回目の訪問の際に、「確かに、まさるは犬や猫とは違うと思いました」とお母さんは言いました。また「少しずつですが、まさるがかわいいなって思うようになりました」とも言いました。部屋にはまさる君が遊べるおもちゃも増え、お母さんはまさる君のためにプレイルームも作ろうと計画を立てました。まさる君に話しかける回数も増え、自宅の雰囲気も温かな印象に変わっていきました。まわりも、まさる君の変化に気がついたようです。放課後デイサービスの職員が、「最近まさる君はみんなの輪の中にいるんですよ」と言ったとか。かかりつけ医は、「なんだか賢くなった顔をしているね」と言ったとのこと。このような嬉しい変化に伴い、まさる君も床に頭を打ち付けるなどの自傷行為は減っていったのです。

生んだことを許してくれる

お母さんは、遊ぶまさる君の姿を見るのは好きでした。まさる君が楽しそうに私と遊んでいる姿を見ると、幸せそうでホッとするとのこと。そしてあるときお母さんは「松平さん、楽しそうにしているまさるを見ていると、生んだ私のこと許してくれるような気がするんです」と言ったのです。私は思いがけないその発言に戸惑いました。「でも、お母さん、まさる君はお母さんを責めたことなど一度もないと思いますよ」と返事をしました。お母さんは「そうでしょうか？」と怪訝そうに答えました。私はこの応答が正しかったのか分かりません。また、お母さんの言葉の真意もまだ十分には理解していないように思います。しかし、お母さんはまさる君を見るたびに、責められている感覚を持って今まで育ててきたことが分かりました。そのような罪の意識を持って子どもと対峙することは、さぞかしつらかったことだろうと想像しました。

まさる君は、体調を崩したり、手術のためにたびたび入院しました。歩くことはできませんが、這って動けるまさる君にとって、狭いベッド上にいなくてはならない入院はストレスがかかるものです。風邪などの感染症にかかると入院が先送りになるため、お母さんは細心の注意を払っていました。お母さんは、まさる君を最後まで自宅で介護すると決めていたため、少しでもいいから義肢をつけて歩いてほしいと期待していました。そのため、リハビリにもよく通っていました。家族全体が疲れていたのだろうと思います。魂を光らせる遊びよりも、歩く、見えるなどの実務的なかかわりが優先されたためでしょうか、それとも、発達するまさる君の様子に、責められる感覚が強くなったためでしょうか、少しずつかかわりの依頼が減っていきました。私が引き出すまさる君の変化が急激すぎたのかもしれません。あるいは、その変化がいまさら遅すぎると思ったのかもしれません。私自身も、まさる君が成長する姿に、お母さんが不安を覚えることに、なんでだろう？　と戸惑っていました。実際に、お母さんがよく口にしていたのは、「私は松平さんのようにはできないです」という言葉でした。お母さんに同じことを求めたことはないのですが、知らず知らずのうちにプレッシャーになっていたのかもしれません。「また元気になったらお願いします」がお母さんからの最後の言葉でしたので、今でも一ヶ月に一度はメールを入れています。いつか、お返事が来るといいなと思っています。

Q 医師の言った言葉について考えてみましょう。
染色体が一本足りない、多いということを医学はどのようにとらえているのでしょうか？

Q 遊んでいるまさる君の様子を見て「許してくれるような気がする」と言ったお母さんに共感してみましょう。
どのような気持ちを抱え、お母さんはまさる君とかかわってきたのでしょうか？

親子二人三脚

これは、里親と里子についてのお話です。数年前、里親に遊びの力を体験してもらう研修があり、その講師を務める機会をいただきました。里親制度が充実することはとてもいいことだと思っていましたし、ちょうどフィリアル・プレイ・セラピーという、親子の関係を改善するためのセラピー技法を学んだところでしたので、はりきって依頼を受けました。そこで出会ったのが、里母の山下さんです。

山下さんは、小学一年生になるゆりちゃんを里子に迎えていました。私の研修に、とても熱心に参加してくださった山下さんから、帰り際に「一度うちの子どもをみてもらえませんか？」と言われました。私は、「喜んでみますよ」と答えました。初回、私は、ゆりちゃんとパートナーシップの関係性を作ること、ゆりちゃんのプレイスタイルを見つけること、そしてゆりちゃんが健やかに生きるために必要な四つの力の強弱を測るためのセッションを計画しました。お母さんの後ろに隠れてやってきたゆりちゃんからは、細くて、か弱い印象を受けました。髪は長く前髪も顔にかかって前が見えにくそうでした。とても長いスカートをはき、重たそうなコートも着ていました。袖口にはフェイクファーがついているため、手がほとんど見えません。自

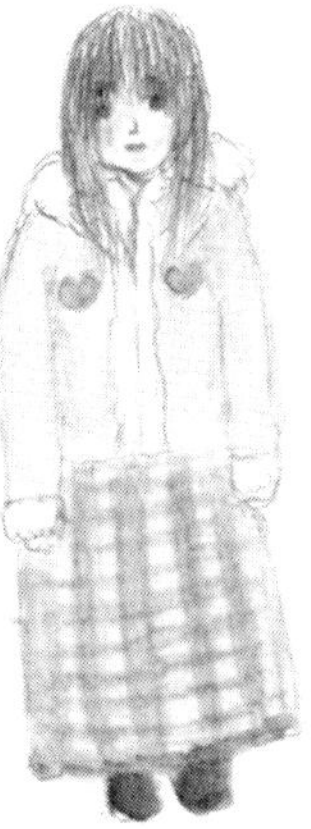

己紹介のあと、お母さんには退室してもらいました。重たい服をたくさん着ているので遊ぶことができません。そこで、ゆりちゃんにコートを脱ごうかと提案すると「うん」とうなずき、髪の毛結ぼうかと提案すると再び「うん」とうなずきます。リカちゃんハウスで遊ぶことを希望したゆりちゃんは、ゆっくりと時間をかけてリカちゃんハウスを組み立てていきました。組み立てながら私はゆりちゃんの頭の中で想像遊びが始まっているのかな？　と、確認するためメタコミュニケーションを使って介入しましたが、ひたすらリカちゃんハウスの机と椅子を並べ、食器を並べ、服を着せてと、準備をしている様子でした。あまりにも動作がゆっくりなため、この日は準備だけで一時間が過ぎ、終わってしまいました。しかし、遊びが途中で終わったと残念がる様子はなく、むしろ満足そうな表情をしていました。ゆりちゃんは、迎えにきたお母さんに、自分の荷物を持たせると、どんどんお母さんの前を歩いて帰っていきました。「なんだか不思議な子どもだったなあ、どんな子どもだったのかな…」と考えていると（子どもを総体として理解するためには時間のかかるお子さんもいます。遊びの中で見たものや、かかわった内容の意味や価値が、次の日ぐらいに『あぁ』と分かる場合もあります。数ヶ月たって分かる場合もありますか

ら、私はいつも子どもと遊んだ後の余韻を大事にしています）、お母さんから夜にメールがあり、ゆりちゃんが、できるだけ早く私に会いたいと言っているというのです。そこで次回の予定を早めにいれることにしました。

二回目にやって来たゆりちゃんは、変わらず髪を長くたらし、手の出ない大きなコートを着てきましたので、コートを脱がせ髪を結んでから遊びに入りました。この日ゆりちゃんは、三体の人形を想像遊びの中に入れることができました。設定は、一体の女の子の人形は、とても優しくいい子で、カッコいい男の子の人形と仲良しの「ラブラブ」で、もう一体の女の子の人形は時々意地悪をするけど、そんなにひどくないからお友達でいるとのこと。そして三人は一緒に遊ぶ約束をしているとのことでした。

前回と比較するとストーリーは設定できたものの、私が操る一体の人形（時々意地悪）が、ゆりちゃんが操る二体（ラブラブ）に声をかけない限り、ストーリーが進んだり、新たな展開が生まれることはありませんでした。想像遊びが膨らまない理由はどこにあるんだろうと思いながらも、ゆりちゃんが友達と遊びたいんだな、と理解した私は、ポケットに入る大きさのポケットフレンドを作ってゆりちゃんに持たせることにしました。アイスキャンディの棒で作ったお友達に、みさきちゃんと名前をつけ、ゆりちゃんに渡すときに、「みさきちゃんはね、前は少し意地悪したけれどもね、今はしなくなった強くて明るいお友達だよ」と紹介しました。ゆりちゃんは楽しげに笑い、大事そうにポケットフレンドをポケットに入れて持って帰りました。

私は子どもを見るときに、必ず想像遊びができるか否かを確認しています。想像遊びができる子どもだと、「回復できる」とホッとします。これは想像遊びの重要性について学ぶ前からの本能的な判断なのですが、この感覚は、私自身の子ども期の経験から来ていると思います。私自身が想像遊びの中に入れなくなっている自分に気づき愕然とする、という経験をしています（21ページ「遊びの原風景」参照）。また想像遊びで思い出すのが、私の父です。父は、洋服売り場の隅で一人二役（店員と客）を演じて遊んでいる三歳ぐらいの子どもに遭遇した際、その子に気づかれないようにそっとその場を離れ、「ああやって遊んでいるときは邪魔したらだめだよ」と中学生の私に言ったのでした。実際、想像遊びを通して子どもたちはいろいろな技能を獲得していますし、私たち援助する側は想像遊びの中で彼らにメッセージを伝えることもできますし、子どもの世界観も理解することができるのです。したがって、ゆりちゃんの想像遊びが膨らんでいかないことは、心配な要素の一つでした。

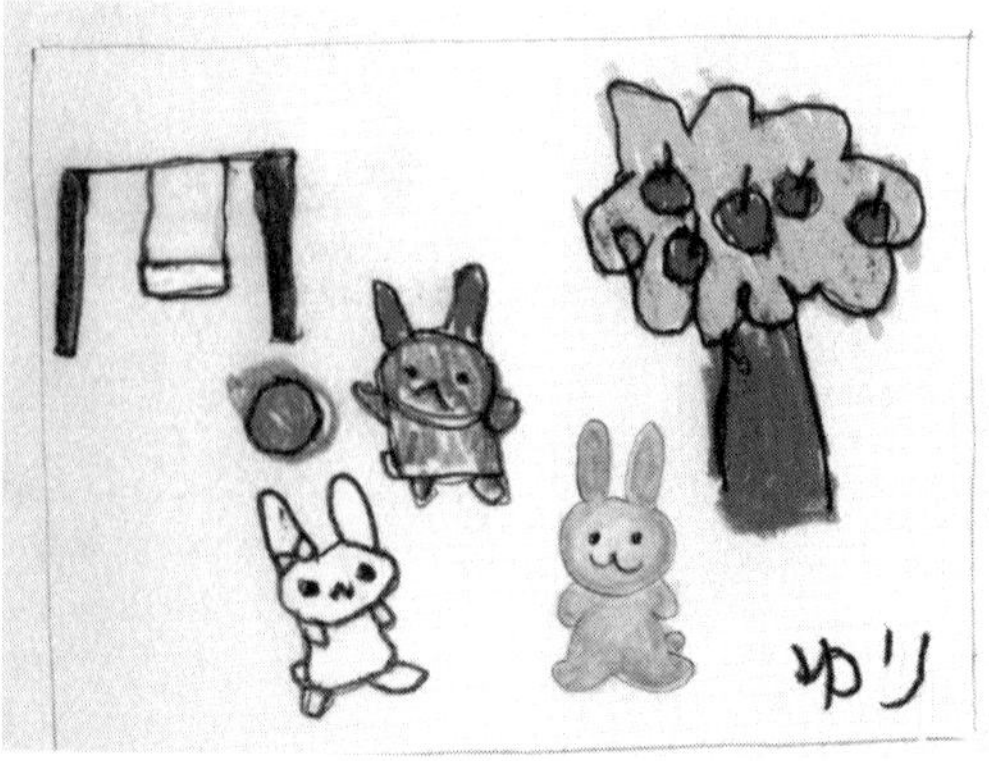

そこで三回目は、リカちゃんハウスではなく、私が指定する方法でゆりちゃんの世界観を探求してみようと思いました。動物のシールを使った遊びです。ゆりちゃんに「自分に似ていると思う動物シールを一つ選んで」というと、ウサギのシールを選びました。そのシールを紙に貼り、ウサギを主人公にした世界を描いていくのです。最初こそ、私が色鉛筆を持ち、ゆりちゃんの指示に従い描きましたが、「どんな感じなのか分からないなあ？　ゆりちゃんが選んだウサギさんの世界だから、ゆりちゃんが描けばいいのに」と刺激するように言っていると、ゆりちゃんがウサギの住む世界を描き始めました。ウサギの二匹の友達、ご飯となるりんごの木も描きいれられました。ウサギが大好きなブランコとボールも描かれました。この活動を通して、ゆりちゃんが生活に必要な条件（食べ物や、玩具、また家など）を理解していること、また他者とつながりたい気持ちを持っていることを改めて理解しました。また、ゆりちゃんが想像の世界をまったく持っていないわけではないけれども、石のように硬い何か（経験なのか、感情なのか…）が邪魔していると感じまし

た。実際のところ、ゆりちゃんはすべてに固いお子さんでした。動きも硬ければ、考え方も固く、頑固でした。例えば、悪い子、いい子、優しい子、意地悪な子、というように物事を対比させ白黒を明確にする思考が多いのです。そして、自分はいい子なんだ、優しいし、意地悪しないし、と自己評価しているようでした。実際は、家族に悪態をつくゆりちゃんは、彼女の基準でいうと「いい子」ではなかったんですけどね。

ゆりちゃんは、理論的に考える知力の高いお子さんだと感じたので、人にはいろいろな感情があること、どの感情も必要な感情であることを伝えるための遊びに誘いました。紙に貼ったウサギ、ハムスターを指で指し、「いつもは穏やかなウサギさんが時々イライラするのはなぜ？」「やさしいハムスターさんが怒るときはどんなとき？」など、ゆりちゃんにたずねました。いろんな出来事があって、状況に応じて気持ちが変わることを考えてほしかったのです。ゆりちゃんはとても真剣でした。「ウサギさんは、遊びたいことが遊べなかったからイライラしてる」「おもちゃ取られたからハムスターが怒った」などとゆりちゃんは答え、いろんな気持ちがあること、そして気持ちが変わっていくことについて考えました。この日の夜、お母さんから来たメールには、楽しく遊んでいたゆりちゃんが、ちょっとしたことで泣き始め、自分の頭を叩いたり手をかんだりしながら「私が悪い子だからなんでしょう！」と叫んでいたとの報告がありました。自分は「いい子」なんだと自己評価していたゆりちゃんのなかで、何かが変わり始めたのかもしれません。

このころになると、私はゆりちゃんが知的な能力が高いお子さんだと確信を持っていましたので、先日の気持ちの一覧表と画用紙と色鉛筆を使って、トークセラピーに近いかかわりをすることにしました。ゆりちゃんが教えてくれたことは、学校にはたくさん「きょうみ」があること、行くとたくさんの「しんぱい」と「はずかしさ」があること、幼稚園の年中までは心配なことがあると先生に話すことができたけれど、年長になるとなぜかそれができなくなったこと。物を投げること、叩くこと、大事なものを隠す人は悪い人だと思うこと。水泳、走ること、ドッジボール、のぼり棒、うんていが自分にとって心配で、恥ずかしいことだと教えてくれました。私は画用紙にコップの絵を描いて、このコップには恥ずかしい、心配の気持ちがいっぱいに入っているよ、もしも、水泳、走ること、ドッジボール、のぼり棒、うんていがなければ、恥ずかしい気持ちと心配の気持ちはどれだけ減るの？　それは学校に行けるほど減るのか、ゆりちゃんに線を引いて書いてもらうことにしました。すると、ゆりちゃんは線を引きながら、「鉄棒は好きだからしたいんだよ」「席替えはどきどきするんだよ」など、学校に行くための具体的なイメージがどんどんと出てくる様子でした。そこで私は、学校に行けるようになるための作戦会議を提案しました。お母さんの依頼によって児童相談所で発達検査を受けたことを知っていた私は、「ゆりちゃんさあ、この間、相談所でテストを受けたから自分はだめな子だと思ったんじゃない？」とたずねたところ「うん、そうだと思った。だって、できなかったし…」というので、「あのテストはね、ゆりちゃんがだめだから受けたんじゃないんだよ。あのテストはね、ゆりちゃんの強いところを見つけるためのテストなんだよ」と伝えました。

ゆりちゃんは変わらず不登校を続けていましたが、私とゆりちゃんの関係はずいぶんと近づき、パートナーシップの形成を感じていました。「遊びが楽しいから来る」が発展し、「課題を解決していきたいから来る」に変わっていきました。私が、ゆりちゃんについて気になっていた点は、遊びの力が弱いところでした。遊べないゆりちゃんは、クラスメートと「つながり」を形成し友情を育むことが難しいでしょう。遊ぶ力が弱いため、さまざまな衝撃を吸収することができずに、まともに受けてしまうでしょう。遊ぶ力が弱いために、他者の気持ちをイメージすることも難しいでしょう。その結果、ゆりちゃんの世界は、気になること、怖いこと、心配なことにあふれてしまっていました。ゆりちゃんは、認知症をわずらっているお祖父さんの行動も怖いし、けしからんと思っていました。大人なのに、ご飯を食べたのかどうかも分からないなんて、と怒っていました。一方で、ゆりちゃんの攻撃から祖父をかばうお祖母さんが厳しいことを言うと、お風呂に入れなくなるほど恐怖を感じていました。なぜ、これほど遊ぶ力が弱いのか。知的な能力が高いだけに、アンバランスで本人も苦しいだろうなと考えました。

また、お母さん、お父さんのかかわりが課題だなと感じました。ゆりちゃんに振り回されっぱなしなのです。ゆりちゃんをなだめすかせて、日々を送っており疲れ果てていました。里子がうまく里親家庭で育たないことは、今後の社会的養護のあり方を考えるうえでも残念なことです。そこで、私はお父さんお母さんに対し、コンサルテーションをすることにしました。お母さんが不安になると、ゆりちゃんも不安になること。親としてどっしり構えて権威を示すことも大事だとお話ししました。そのときのレポートが次のものです。

ゆりちゃんのストレングス（強み）とかかわりについて

1. なぜ遊びを使って子どもを援助するのか

遊びの持つ力

ゆりちゃんの遊びの力が弱いことを親に問題意識として持ってもらいたく、遊びを使ってなぜ援助をするのか最初に説明した。遊びは子どもの発達に欠かすことが出来ないだけでなく、遊びを通して子どもは問題解決能力を身に着けること、遊びを通して社会の中で生きるための基礎的な力をつけることを伝えた。また、遊びの中で子どもは自分の考えていることや感じていることを整理し、自分の感じていることや意見を、威圧感を感じることなく自然に表現できることも伝えた。お父さんから「僕とは遊ぶのですが、友達とは遊ばないのが気になっていました」との話があった。

2. 私が、子どもを支援する際に大切にするねらい

①つながるちから
②かけがえのない自分を認める力
③挑戦する勇気
④できる力

　私がプレイセラピーを実施する際に、子どもの健やかに生きる力を分析評価するための四つの指標について説明した後、お父さんお母さんと一緒に、上記の四領域を低、中、高の三段階で評価してもらった。「つながる力」について親は低とつけた。かけがえのない自分を認める力は中、挑戦する勇気は低、最後の「できる力」は中とつけた。私は10段階で評価しているのだが、親の分析と同じで、「つながる力」は10段階の2、「自分を認める力」は6から7、「挑戦する勇気」は2、そして「できる力」は5程度とつけていることを話した。結果現在は、「つながる力」と「挑戦する勇気」の2領域を意識し、プレイセラピーを実施していることを説明した。

3. これまでゆりちゃんとかかわって理解したこと

彼女の気持ち
（学校）興味・心配・恥ずかしい
（家庭）安心・平和・がっかり・怒り・イライラ

これまで三回ゆりちゃんとかかわって感じたこと、理解したこと、私の見立てを説明した。気持ちを整理する活動をする中で、ゆりちゃんが学校に対する気持ちとして、興味・心配・恥ずかしいの三つを選んだこと。そして家庭の中で感じる気持ちとして、安心・平和・がっかり・怒り・イライラを選んだことを話した。学校に関しては、心配、恥ずかしいの気持ちが不登校を招いているので、どうしたら心配、恥ずかしいの気持ちを軽減できるのか、一緒に考えていくことを伝えた。家庭に対しては、安心と怒りというように揺れる感情を持っているけれど、これは家族ならば当たり前だということを伝えつつ、本人には「悪い人」と「悪いことをする人」が必ずしもイコールではないと話す必要があると伝えた。つまり、認知症の祖父は何度もご飯を要求するので「悪い人」とゆりちゃんは見ていて嫌っているのだが、その背景には理由があり、ゆりちゃんは、今後学校生活を送るうえでも、いけないことをする人が必ずしも悪い人ではないことを理解する必要がある。

気持ちの原因↓情報過多

情報過多がなぜよくないのか

ゆりちゃんとかかわっていて問題だと感じている「情報過多」について家族と話し合った。私自身が、大人と子どもの感じる力に違いはないと感じていること、また、ゆりちゃんはとても頭のいいお子さんだと思うと伝えたうえで、しかし大人と子どもの最も大きな違いは、与えられた情報をどのようにプロセスしていくか、つまり経験値に基づく取捨選択能力であることを伝えた。ゆりちゃんはまだ七年しか生きておらず、五十年近く生きてこられた二人とは情報を処理する力が全く違うことを意識し、不必要な情報は混乱をもたらすだけなので、与えないようにする必要があることを伝えた。また伝えるならばシンプルに伝えること、そしてゆりちゃんにかんしては途中で変えたり、ごまかしたりしないこともお願いした。一例として、児童相談所で受けた発達検査のことをだした。ゆりちゃんはあの検査により「自分がおかしいから検査を受けさせられた」と考えている。私は「違うよ」と、ゆりちゃんの強い所を見つけるための試験だったんだと説明しなおしたことを親に伝えた。生みの親についても、現在ゆりちゃんに伝えても、処理するだけの能力がないと思うと話した。コップと砂を用意し、砂がコップからあふれる様子を親に見せ、ゆりちゃんが許容できる量が決まっていること、過多だとあふれて埋まってしまうことを視覚的にも伝えた。

4. ゆりちゃんとかかわる際に気を付けてほしいこと

親の役割を意識し、実行すること

愛でること・制限を設けること・促すこと・構造を作ること

最後に、親としての役割を意識してほしいということを伝えた。「愛でること」は素晴らしいこと、しかし、残りの三つを意識していきましょうと話をした。促すことについては、学校という場に促す必要があることを伝えた。「行ったほうがいい」という方向性をゆりちゃんも含め確認した。

構造を作ることの重要性について、お父さんの仕事をつかって説明した。仕事には目的がある。目的を決めたら、そこに到達するまでの段取りを考える。段取りがうまくたてられないと、目的に到達するまでにものすごく時間がかかったり、修正が必要になったり、場合によっては目的にたどり着かない場合がある。子どもに対し「構造をつくる」のも同じで、例えばゆりちゃんに学校に行って元気に遊んでほしいのならば、長い髪の毛を結び、邪魔にならないようにしなければならない、前の日に時間割をそろえなければならないなど、段取りを考え進んでいかなくてはならない。それが構造化であると説明した。

コンサルテーションをとおして

両親へのコンサルテーションは、終始穏やかに進行し、お二人とも真剣に聞かれていました。お母さんも比較的落ち着いた様子で、笑顔も涙もある一時間半でした。なぜか、ゆりちゃんもついてきていたので、表現などに多少気をつけましたが、本人も混乱が整理できた感覚があるかもしれません。

幸いなことに、お父さんもお母さんもとても素直な人たちで、何よりもゆりちゃんのことが大好きでした。私はなるべく具体的に、親としてのかかわり方を伝えようとしました。そのうえで、ゆりちゃんがいるべき場所は自宅ではなく学校なので、新年明けたらぜひ学校に行けるように、みんなで考えていきましょうとしめくくりました。

さあ、学校に行こう！

新年が明け、学校再開が近づくと私は毎日ゆりちゃんと会うようにしました。セラピーは一定間隔でおこなう場合が多いと思いますが、私は今が押し時だと判断し、ゆりちゃんと毎日会って学校へ行くための作戦を練りました（子どもとの関係は、押す時と引く時の両方の見極めが大事だと思います）。低学年児の不登校事例はなるべく早く対応し、重篤化を防ぐ必要があります。かかわればかかわるほど、ゆりちゃんが学校に行かない理由は、環境が形成しているもの、多くの誤解が作り出しているもの、そして具体的な解決方法をゆりちゃん自身がイメージできないためだということが分かりました。例えば、「私

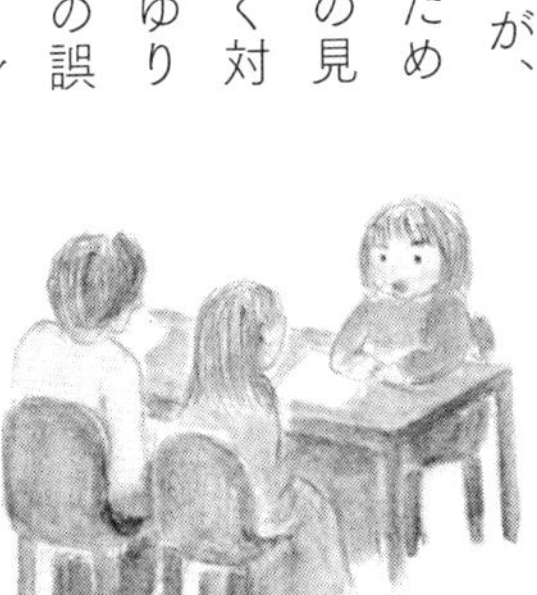

に嫌なことを言うお友達が三人いるんだよ」と言ったので、私が「じゃあ、残りの二十三人は意地悪なこと言わないんだね」というと「あっ！」という顔をする、「一番前に座っているから、紙を回すときに、もたもたしちゃうんだよ」というので、「じゃあ後ろの子に『手伝って』って言えばいいよね」というと「うん」と顔が明るくなるなど、指人形を生徒や先生に見立ててシュミレーションしました。ゆりちゃん自身にも特性があり、記憶の力がとても強いこと、場面を映像的に細かなディテールも含め記憶していることなどが、問題解決を遅らせたのかもしれませんが、これは逆に強みにもなるでしょう。少しずつ、ゆりちゃんの問題解決能力に働きかけていきました。

いよいよ、冬休み明けの最初の登校日が、明日に迫りました。学校に行くことを阻む、「しんぱい」「はずかしい」の気持ちを軽減するための作戦を紙に書き出すことになっていました。この日ゆりちゃんは、髪を一つに結び軽装で現れました。お母さんがコンサルテーションのあと努力してくれた様子がわかります。ゆりちゃんに「髪を結んで顔を出すってどんな感じ？」と聞くと「すっきりしてる感じ」と恥ずかしそうに言い、お母さんと笑いあいました。

鉛筆をしっかり持ち、ゆりちゃんは新年の目標を三つ書き出しました。一つ目は、大好きな宝石拾いをすること。二つ目が、国語と算数をがんばること。三つ目が、みんなと同じように

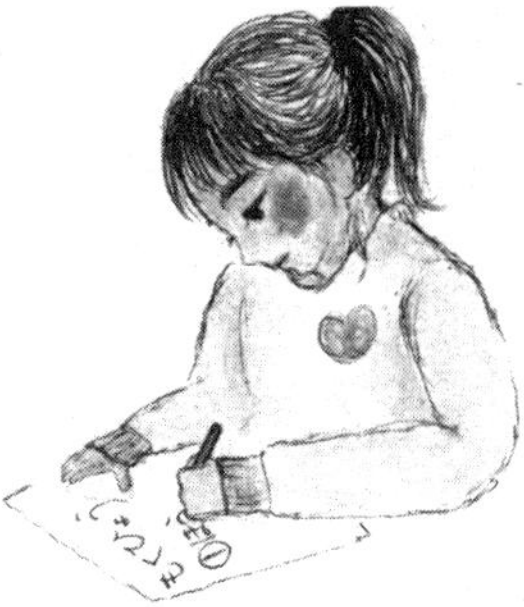

泳げるようになることでした。紙に書き出した三つの目的について、二人で話し合いました。宝石拾いは時間制限があるとのことで、ゆりちゃんは「拾い始める前にトイレに行くこと」「珍しい宝石を拾っても『これ何だろう？』とお母さんに聞かず、終わってからにすること」など効果的な解決方法を提案してくれました。次は、国語と算数をがんばる、という目標について話し合うことになりました。するとゆりちゃんは、「休んだ分を家でがんばって先に進める」「どこまで進んでいるのかを聞く」と提案してきました。これは学校に行かないことを前提にした方法なので、私は少し負荷をかけることにしました。「誰に教えてもらうのさ？」と聞くと「お母さんだけど…」との返事。「誰に、どこまで進んだのか聞くのよ？」とたずねると「森先生だけどさぁ…」とのこと。そこから堰を切ったように、学校で経験した場面、場面を細かく描写しはじめました。書写の時間に、「〇〇ちゃんが賞をもらったら、次も賞をもらうんじゃないかと思って気になって自分のが書けないんだよ」「そうかぁ、ゆりちゃんも賞がほしいんだね」「うん、そうなの」「となりのまさ君がね、休んでいるかどうか気になるんだよ。休んだら何で休むのか気になるんだよ」「そうなんだ。休んでいるお友達が気になるから、ゆりちゃんも休んじゃうんだね」「うん。まさ

君の上履きがあると休んでるから」というように、次から次へと経験してきたことを細かく教えてくれました。「じゃあ、どうしたら行ける気がするの？　森先生にこうしたら学校に行ける気がする、って方法を教えてあげたいじゃん」と言うと、「勉強のときは廊下側の窓を閉めてほしい」、「席は先生の近くがいい」、「怒りんぼが近くに来た際は逃げる」、「遊ぼうって来てくれた子とは遊ぶ」ということを、ゆりちゃん自身が方法として挙げました。考えたことを、ピンク色のペンで紙に書いたので、ゆりちゃんと「明日、先生のところに持って行こう」と約束して別れました。

登校の朝、担任の先生に電話をかけ、十二時半に訪問することを伝えたところ、ゆりちゃんが訪問することをとても喜んでいる様子が、電話からも伝わってきました。私は、最後の土壇場でゆりちゃんがひるむことも覚悟し、がっかりしない準備をしながらお迎えに行きました。行くと、ゆりちゃんはおなかが痛いと言って、トイレに閉じこもっているとのこと。お母さんに悪態をつく声も聞こえてきましたが、しばらくするとランドセルを持って玄関までやってきました。私はゆりちゃんに考える暇を与えず、「ハイ乗るよ！」と明るく声をかけ、車に乗せました。ゆりちゃんは、考え始めるとどんどん出来ないことのイメージを膨らませる傾向があるため、テンポよく進めたいと考えたのです。もしもこのときに、「学校に行くよ。行けるよね。どうする？」というような声かけや雰囲気をゆりちゃんに伝えたら、行かない、行けないとなるに違いないのです。大人はしばしば正しいことをする強力な助っ人になるべきで、このときがそうだと私は判断しました。

ゆりちゃんは学校までの道を楽しく案内してくれました。「ここの水は凍るんだよ」、「この道には猫がいるよ」など、通学路についていろいろと教えてくれました。私も「冒険がたくさんできる道だね」と、学校に行く楽しさを思い出させるように、たくさん笑いながら話をしました。学校の敷地に入ってもあまり動じる様子はないものの、子どもの声が聞こえると立ち止まってしまったので、「よいしょ、こらしょ」と遊びながら背中を押して職員室まで行ったところ、担任の先生に温かく迎えられて、会議室でお話をすることになりました。ゆりちゃんはゆっくりと三つの目標と、どうやったらその目標に到達すると思うのか、先生にお話をしました。担任の森先生は、はじめてゆりちゃんがたくさん話すのを聞いた様子で驚いていました。これまではお母さんがほとんどおしゃべりをしていましたからね。森先生は、廊下側の窓を閉めることはすぐに約束できる、席については、今ならゆりちゃんの希望を聞くことができるとおっしゃいました。私は確実にゆりちゃんを学校に押し出したかったので、「明日放課後行って、いろんな席に座ってみるのはどう？」と提案すると、ゆりちゃんはうなずきました。

お昼休みの訪問だったので、外からは子どもたちの遊ぶ声が聞こえます。ゆりちゃんはそわそわし始めました。「帰る前にみんなに挨拶していく？」と聞くと、ゆりちゃんはなんと「していく」というのです。ゆりちゃんが先生と二人で行ったところ、みんなは外で「戦いごっこ」をしているとのこと。それを知ったゆりちゃんは運動靴に履き替えるというのです。外に出たとたん、ゆりちゃんはクラスメートに取り囲まれ、そのまま遊びの輪の中に入っていきました。笑顔で走るゆりちゃんはキラキラしていました。

帰りは森先生が送ってくださるというので、私はゆりちゃんを学校に残しお母さんに報告しにいきました。車がつくや否やお母さんは家から飛び出してきて、私の車の中をのぞきこんでいました。私が「ゆりちゃんは学校で遊んでいますよ」と伝えると、かなり硬い表情になりました。私は、お母さんに思い出してもらうために、「お母さん、よかったですね。ゆりちゃんが学校に行って。今の時間、ゆりちゃんのいるべき場所は学校ですよね」というと、はっとした表情で「ありがとうございました」とやっと言うことができました。

夜にお母さんからメールが入ってきました。「ゆりは、あれから一時間ぐらいあとに先生と一緒に手をつなぎスキップして帰ってきました」と書かれてありました。

それから四週間かけて、ゆりちゃんは朝六時半におきて学校に行くという日常を作っていきました。先生と座る席を決める際に立ち会いましたが、なんとゆりちゃんは一番後ろの席を選びました。遅刻することもありましたし、一日だけですが休んでしまったこともありました。

その日は、すぐに自宅に出向き、行かなかった理由を整理し、先生に伝えに行きました。理由は、給食のときに食べるのが遅く、片付け当番ができず怒られそうだったからとの理由でした。先生と話し合い、解決方法を提示してもらったゆりちゃんは、次の日からまた登校を始めました。

ゆりちゃんは、登校を再開して元気に学校生活を過ごしています。私は、この事例を通して、早目の対応が予防につながることを実感しました。一年生で不登校になることは、その後の義務教育すべてに影響する可能性が高いのです。ゆりちゃんはお母さんをコントロールしたい気持ちが強く、できないと癇癪《かんしゃく》をおこし、お母さんを叩いてしまいます。今は小さく非力だから笑っていられますが、不登校が続いたまま中学生になり、コントロールするものがお母さんしかなければ、家庭内暴力として認識されるでしょう。また高校進学が困難となるだけではなく、社会の中でつながり生きる喜びを感じないまま成人していくことになり、問題が複雑化していくことも考えられます。重篤になってから対応するのではなく、介入できる機会を逃さず入っていくことが大事だと感じています。今回のように親や先生と連携が取れると、すばやい解決ができることを実感しました。

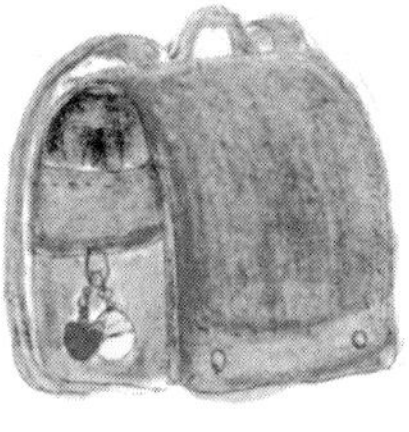

Q ゆりちゃん親子の関係性について考えてみましょう。ゆりちゃんはお母さんに何を求めていますか？　お母さんはゆりちゃんに何を求めていますか？

Q ゆりちゃんのお母さんはなぜゆりちゃんが自分に対し怒っている、と思っているのでしょうか？　これまでの経験を踏まえて共感してみましょう。

小さな巨人

れん君との出会い

れん君のお母さんに会ったのは、私がホスピタル・プレイを普及するために日本各地を回り、講座を開講していたときのことでした。スタッフから「病児のお母さんの参加希望がありますが、参加してもらっていいですか?」という問い合わせがありました。医療関係者のためにデザインしていた講座だったので、どうかな? とも思いましたが、さほど宣伝もしていないホスピタル・プレイの講座に申し込むということは、アンテナをしっかりと立てていないとできないこと、ということは、かなり追い詰められているのかな? と思い、参加していただくことにしました。

お母さんも参加しおこなわれた地方での講座は滞りなく進み、最後に質問を受け付けました。すると、れん君のお母さんが手を上げて質問しました。「私の子どもは小さく生まれ、保育器に入りました。その後も何度か手術をしています。現在は、低身長治療のため、医師から打つ

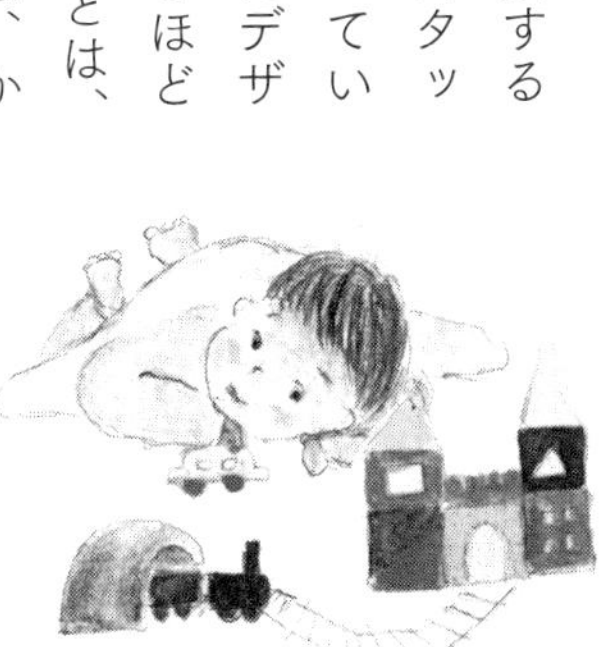

ように言われている成長ホルモン注射のことで毎日喧嘩しています。今までは、寝ているときに注射をしていたのですが、気づいて暴れるようになり、打つことも難しくなってきました。どうしたらいいのか分からず…」という趣旨の質問でした。私がどのように答えたのか、あまり記憶していないのですが、きっと、だまして打つとどんどん関係が悪くなるので、正直になぜ注射が必要なのか、プレパレーションが必要でしょう、などと答えたのだと思います。そして、支援が必要ならば個別に組み立てますよ、と約束しました。静岡に戻るとすぐに、お母さんから次のメールが届きました。

松平先生

先日の講座に参加させて頂きました水野（れんの母親）です。

講座では、まったく初めての概念（遊びを通して治療と向き合う）に驚きを感じるとともに、今まで「子どものため」と思ってやってきたこと（寝てから注射、注射の後のごほうび、気をそらすために動画を見せる）などが、ことごとく間違っていたことを指摘いただき、かなりショックでした。でも、成長ホルモンの注射は、二次成長まで（十代まで）続くので早めに気づけてよかったと思います。

水野

れん君親子は私とは五時間以上かかる距離の場所に住んでいたため、支援は難しいと思いましたが、私は「もし良ければ、私が直接お子さんとかかわるので連れてこられますか?」と返事をしました。すると、ぜひそうしたいとの返事が返ってきました。

訪問の日まで一ヶ月ほどありました。その間、お母さんはれん君に関する資料を送ってきてくれました。それは見事にまとめられた、れん君の発達記録でした。いつどこで何グラムで生まれたのかに続き、れん君がその後どのような手術を受けたのか、現在通っている支援センターで受けた発達検査の結果、医師の見立てなどなど、それは見事なすばらしい資料でした。しかし、私はその資料を見て、少しのけぞってしまいました。れん君とお母さんの間にある溝を感じた気がしたからです。れん君がこれまでに経験した検査の数々、専門家に囲まれての話し合い(きっと何一つ理解できなかったことでしょう)、お母さんの心配顔、お父さんとお母さんの話し合い、嫌な注射などなど、れん君が生まれてから見てきた四年間を想像していました。

一ヶ月が過ぎ、れん君がお母さんと一緒に私に会いに来る日がきました。れん君はお母さんの後ろに立って部屋に入ってきました。確かにれん君の体は小さいようでしたが、新しい環境を怖がっている様子はさほど感じられませんでした。プレイコーナーのソファーにお母さんと座り、私は自己紹介から始めました。「私はお医者さんじゃないし、検査もしないよ。私はれん君と遊ぶ人だよ」と伝えました。れん君に、「今日は何に乗ってきたの？」とたずねると、沈黙があったのでお母さんが「新幹線だね、れん」と代わりに答えました。「新幹線は好き？」と聞くと、またまたお母さんが「好きだよね、れん」と答えました。「何して時間すごしたの？」と聞くと「おもちゃ持って来たもんね」とお母さんが再び答えました。そのたびに、れん君はお母さんの顔を少しそわそわした表情で見ていました。お母さんの介入を止めたかった私は、メタコミュニケーションをとることにしました。「れん君はお母さんをがっかりさせたくないんだね。自分がちゃんと答えられないと、お母さんががっかりすると思っているんだね」と言ったのです。すると、れん君はがばっと顔をソファーにうずめてしまいました。泣いているのか、笑っているのか、恥ずかしいのかも分かりません。しかし、到着して五分で核心に触れてしまったようでした。お母さんも目をきょろきょろさせて驚いています。「れん君。なんだか当てちゃったみたいだね。大丈夫だよ。お母さんは、れん君にがっかりなんてしてないよ」と私が言葉をかけると、しばらくして顔を上げてお母さんを見ました。お母さんは「そんなこと思っていたんだ」とれん君にたずねました。れん君は肯定も否定もしませんでした。でも、困った様子も、怒っている様子もなく、どことなくホッとしたかのような印象で遊び始めました。その日は、れん君を知るために、たくさん遊びました。彼の好きな遊びは、戦いごっこで、持参した組み立て式のプラスチックロボットを使い、一時間ほど一緒に戦いごっこをしました。れん君が遊びの中で表したテーマは「戦い」「強さ、弱さ」「勝つ、負ける」そして「自分は劣っていない」だと感じました。この日はまったく医療系のことはしませんでしたが、れん君は大変満足そうに、そしてお母さんは新しい課題が見えたかのように、帰っていきました。三日後に、お母さんから次のメールが来ました。

松平先生

先日は、プレイセラピーをしていただき本当にありがとうございました。

セラピー後、自分自身の感情が高ぶってしまって、振り返りが書けず、時間がかかってしまいました。れんのことだけでなく、私自身も大きく揺さぶられる、でも気づける一歩になったと思います。めちゃくちゃな文章かもしれませんが、わたしの思ったままを書きました。

別添えで振り返りをお送りします。書いていくうちに、何か見えてきたように思いますが、まだよくわかりません。

水野

別添えで送られてきた文章には、お母さん自身の幼少期から今までの人生の振り返りが詰まっていました。自分が育った家族、その中での葛藤、青年期を迎えて直面した自立の問題、結婚、そしてれん君の誕生と成長にともなう、ジェットコースターのような数年間の様子が文面にたくさん詰まっていました。お母さんは、とても傷つき、疲れ、そして孤独でした。そんな中で注射を打ってくれないれん君の態度に、子どもまでもが自分の不完全性を突きつけてくるような、そんな苦しい気持ちになっていました。私は以下のメールを返しました。


すてきな感想のレポートをありがとうございました。

れん君のこともよくわかるし、翔子さんのこともよく伝わってきました。

ゆっくり二人で振り返る時間を作りたいと思いますが、とりあえずメールで一つだけ。

れん君はお母さんのこと嫌ってもないし憎んでもないですよ。れん君はお母さんのこと大好きなんですよ。それが伝えられたことも、うれしかったことなんだと思います。

いつ、会えますか？

松平

松平先生
早速のご返信、ありがとうございました。

れんのプレイ・セラピーが、まさかこんな風に自分の内面にまで入り込んでくるとは思いもしませんでした。先生のお返事を読んで、気持ちが落ち着きました。

水野

このあと、お母さんは一人でやってきて、私とお話をされていきました。私は、お母さんの肩に乗っている重たい荷物を半分抱えたいな、という思いで接しました。れん君についてお話ししたことは、遊びを通してれん君はいろいろな気持ちを表現している可能性があるため、大人がいい遊び悪い遊びと判断しないで、自ら選んで遊べるように見守る姿勢をとってほしいということでした。お母さんは大変聡明な人なので、これまで戦いごっこが始まると、「そういう遊びはよしなよ」とか、れん君が使う「死んだ」とか「殺す」と言う言葉に「やめなさい！」と言っていた態度を変えて、一緒に戦いごっこをするようにしたそうです。すると、以下のような変化が現れたとのこと。そしてれん君二回目のセラピーをすることになりました。

松平先生

れんについてですが、お風呂で、やりたい放題やらせていたら水の中で目もあけられる、ぷかぷか浮かべるようにもなりました。時折、泳ぐしぐさも見せます。自分から遊ぶということが、どれだけ子どもの能力を主体的に引き出すのかということを目のあたりにしています。

水野

れん君再び

次回のセラピーに向けて、私はれん君に手紙を書くことにしました。なぜなら、本来の相談内容である「成長ホルモン注射が打てるようになるための援助」は解決しておらず、れん君は相変わらず注射を拒否したままです。お母さんは、れん君との関係性を回復するために、注射を強要することをやめていました。私は、次回のセラピーでは必ず自己注射を打てるようしなければならない、と考えていました。

れん君は元気に意気揚々とやってきました。背負っているリュックには、彼の好きな玩具がたくさん詰まっています。分解できるロボットです。早速、一緒に遊び始めました。れん君の好きな戦いごっこです。れん君はロボットを持って、私が持っている恐竜に攻撃を仕掛けてきます。

ばばばばあん。お前は強いな、絶対に負けないつもりだな。
うわーやられた。お前は小さいけど、実際のところはでかいんだな。
今度はこの攻撃を受けてみろ！
どうだ、やられたか？
そうかあ、ダメージゼロか、お前は
本当に強いやつだな

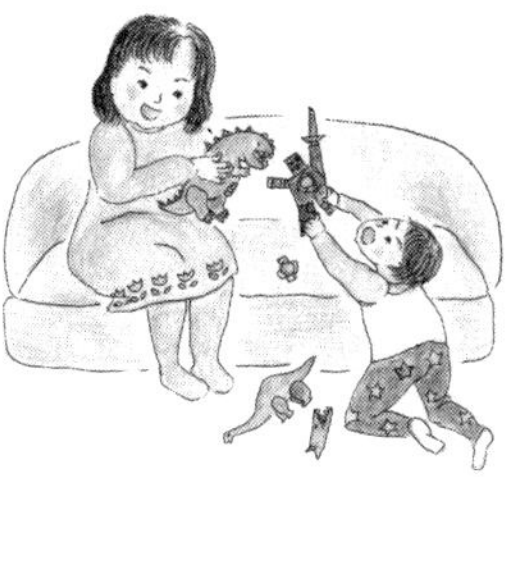

などなど、彼が低身長でいつも問題視されている対象であることを意識しながら、ごっこ遊びを展開していると、れん君は楽しくて楽しくて仕方がない様子。しかし、一度チラッとお母さんの顔を見たのを私は見逃しませんでした。再びメタコミュニケーションをとりました。「れん君は、お母さんが怒っていないかどうか心配になったんだね」というと、れん君は「うん」と小さくうなずきました。「れん君、お母さんはね、楽しそうに遊んでいるれん君を見ると嬉しいってよ」と言うと、お母さんのほうを見ました。お母さんが「うんそうだよ、楽しそうで嬉しいよ」と伝えると、れん君は安心して再び戦いの想像遊びの中に入っていきました。

れん君の戦いのテーマが、前回の「戦う」「強さ、弱さ」「勝つ、負ける」「自分は劣っていない」にもう一つ加わりました。それが「復活」だったと記憶しています。ロボットは真ん中にプラスチックの玉が入れられるようになっていて、死んでもその玉でよみがえるのです。れん君はたくさんの色とりどりの「命の玉」を持っていて、ピンチになるたびに出してきては復活しているところが面白いなと思いました。また、取り替えるパーツに、のこぎりのような尖った武器がありました。それをつけて刺してきたので、私が「何をしているんだ？　栄養を入れているのか？」と聞くと、「ちがうよ～吸っているんだよ～。栄養食べちゃおうっと」とれん君は答えました。れん君の注射に対するイメージなのかもしれないと思いました。

注射器と遊ぶ

二十分ぐらいたったときに、いよいよ、持参した注射器をお母さんに出してもらいました。注射器も、それを入れる箱もビーズできれいにデコレーションがしてあります。お母さんとれん君がシールなどで飾ったようです。半分、遊びの中に入ったまま、半分現実に注射器を扱いながら、れん君とかかわりを続けました。

松　お前、すごいもの持っているな。それは一体何なんだ？

れ　注射だぞ。

松　何をするものなんだ、試してくれよ（人形を出す）。

れ　しゃきーん（れん君、注射器をもってポーズをとる）。

松　細い針だな、髪の毛ぐらいなんじゃないか。

れん君は、ワイプ（消毒綿）も出してきました。

松　何だそれは？

れ　消毒だぞ。

松　そうか、注射の前に消毒するんだな、よしやってみてくれよ。

れん君は人形に注射をしました。私は遊びで使っていた魂の玉を持って、「ぴかん、光ったぞ。力がはいったんだな。魂が光ったぞ」と言いました。れん君は真剣に注射を打ち、楽しそうでもありました。私としばらく「注射打ちごっこ」を楽しみました。

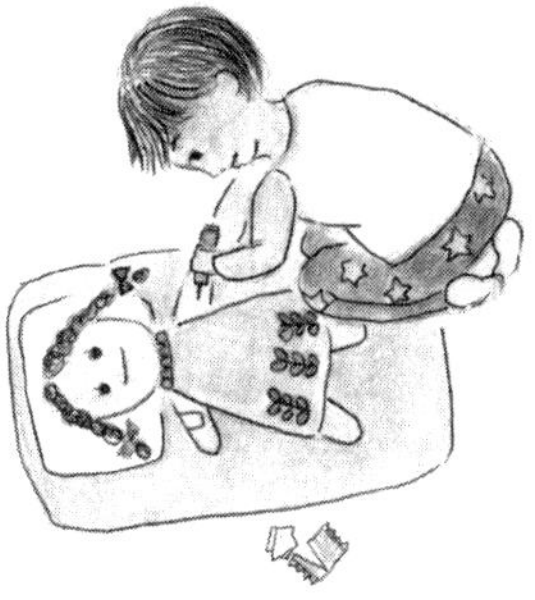

れん君は、注射器を打つまでの手順をすべて見せてくれました。一つの間違いもない見事な手さばきで、れん君は注射器を扱いました。針もとても短く細く、れん君が恐れを克服できないはずはないのに、と思いました。私の頭の中では、ここで押すべきかどうかを判断していました。つまり、人形に対し注射を打てるし、使い方の理解も確かなので、自分に対して打ってもらうことを要求するのか、それとも、もう一回待つかの判断をしていました。かなり迷ったことを覚えていますが、「お前も打ってくれよ」と人形に言わせることはしませんでした。その判断の理由を問われると、感覚としか言いようがないのですが、れん君が打たない理由がもう一つ別なところにあるのではないかと感じていたからです。何かが腑に落ちなかったのです。れん君はこの後、ごっこ遊びから出ました。つまり遊びは終わったのです。お母さんのひざの上に手を乗せながら、私が持ってきた子ども向けのからだの本を熱心に見ていました。

二回目のセッションはこのように終わりました。次の日にお母さんから送られてきたメールには帰宅後のれん君の様子が書かれていました。

松平先生

昨日は大変お世話になりました。

注射ですが、先生のおっしゃる通り、もう一歩のようです。

振り返りにも書きましたが、帰宅後、頃合いを見て、「れん君、注射する？」と聞いたところ「うん。自分でやるし！」と元気よく言った直後、「やっぱり、注射大嫌いだからやらない！」と言いました。本人の気持ちがゆらいでいるのがわかりました。

今日も、注射セットで遊んだのですが、れんは、「この中に、エネルギーが入ってるよ」（肯定的）と言い、ぬいぐるみに注射して、「ほら！　元気になったよ！」と見せてくれましたが「じゃあ、れん君も、注射してみようか？」というと、「しない」と、あっさり言われてしまいました。注射セットは、今後も遊べるようにしておきたいと思いますが、注射する意味を説明する必要があるのでしょうか？

水野

私は次のように返信しました。

今回のセラピーで、れん君は注射に対する理解を深めた。
れん君が正しく注射器を扱えることも分かった。
れん君は、注射をしないといけないことは十分に理解している。
注射を打つといいことがあることも分かっている。

でも、できないというのはなぜなのか？　そこを予想しないといけません。
私自身、いくつか仮説を立てていますが、もちろん理由は一つだけではなく複数あると思います。今は押す時期だと思いますので、しっかり押していきましょう。

松平

私自身、子どもを援助するときには押す時と引く時、このタイミングを大事にしています。れん君については、今は会う回数を増やして、しっかり押す時だと感じていたので、面談のアポを取りました。そして、これもまた感覚なのですが、何かヒントがあると思い、れん君親子が暮らす町を訪問することにしました。れん君の生活環境を見たかったのです。

れん君の住んでいる町に出向く

れん君のお母さんはとても賢明なひとでした。そしてれん君に深い愛情を抱いていました。お母さんは、れん君に対するこれまでのかかわり方を振り返り、自分がれん君を追い詰めていたのではないかと考えました。かかわり方をガラッと変えて、たくさんの遊びを取り入れようと工夫していました。そして、実際に、お母さんはれん君とたくさん遊びました。きらきら光る魔法の杖の玩具を貸したので、それを使ってごっこ遊びを促したりしました。私も、動画などを紹介したりしながら、メールでやり取りをしていました。

親子が住む町に出かける数日前に、お母さんからメールが来ました。まだ注射は打てていないものの、進展があったというメールでした。

松平先生

　残念ながら、まだ打ててはいませんが、少し進展がありました。以下に経緯を書きます。
あとほんのすこし、もう一歩というところまで来ていると思います。

金曜　魔法使いになりきって、光るボールも購入し雰囲気を出してみました。注射器自体にも、百均で買った、光るシールを一緒に貼りました。どちらも、とても気に入ったようでよく遊び、お人形に自分から、「注射してあげますよ！」と積極的でした。「れん君も、注射してみようか？」と言うと、「こわいよー。いやだ」というので、無理強いせず終了。

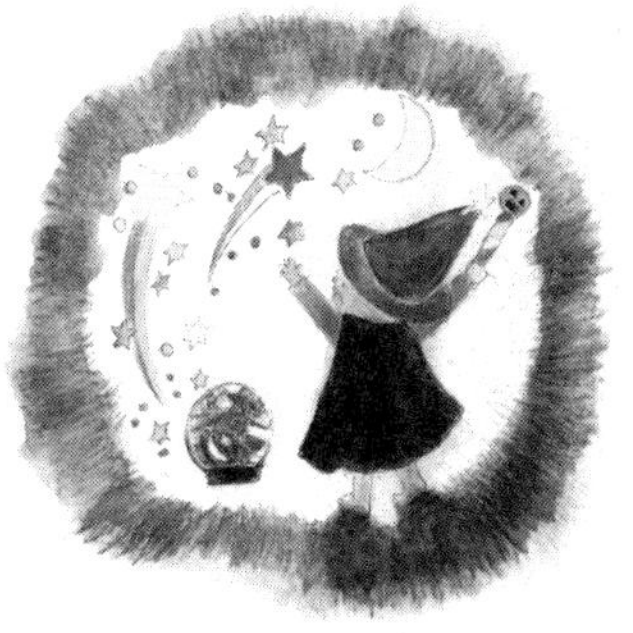

土曜　先生に紹介いただいた注射の動画を、一緒に視聴。こわごわ見ている、という感じで、目をそらしたり、おっぱいを触ったりして、緊張をやわらげようと（？）している様子。動画二本を見て、「もう見ない」というので終了。

夜は、先生にお借りした、からだの本などを見せて、脳から、成長ホルモンがでて、からだが大きくなること。れんは、成長ホルモンがちょっと足りなくて、ごはんを食べても、なかなか大きくならないこと。透明の魔法のお薬（注射液）は、この成長ホルモンであることを説明。

日曜　自分から、光るボールをつけ、一人で注射ごっこをはじめた。さりげなく近づき、遊びに入る。うさぎさんに、のみぐすりをあげ「これでバイキンがいなくなりますよ。苦くないですよ」などと声掛けをしている。そこで、わたしがうさぎ役になり「ぼく、にんじん食べても大きくならないんです」と言ったところ「じゃあ、針にすればいいですよ」と言ってきた（薬と、成長ホルモンの違いが分かったと思った）。脱脂綿で、うさぎを拭き、上手に注射をする。

次の日、また次の日と、二回同じこと（うさぎに注射）を繰り返し、「じゃあ、れん君もやってみましょうか」と促すが、困った顔をして「えーいやだ、いやだ」と言う。「じゃあこの光るボールを十数えて見ててね。三かぞえる間に終わらせますよ」というと、「三だけだよ」と言いながら、同意してくれた。「どこに打ちますか？」と聞くと、腕を指差したので、脱脂綿で拭き、れんに針をセットしてもらうが、腕を取り打とうとすると、逃げてしまう。何度か、それを繰り返し「じゃあ、明日にしましょうか？」というと、「明日の次」と答えた。（このままでは、ズルズル行ってしまうかも）という焦りがあり、「じゃあ、お母さんが打ってみますね」と言い、わたしが自分の足に刺すことにした。私がためらっている間、れんは「れん君が、応援してるからね」と言い、光るボールを私に近づけ、声援を送ってくれた。わたしが打ち終わった後も、本人にやってみようとすすめるが、かわされてしまった。

残念ながら、今日までに打つことは出来ていませんが、私の中では、確実に一歩も二歩も前進したような手応えを感じました。本当にもう一息と思います。無理強いせず、何かれんがやってみようと思える働きかけを続けたいです。

水野

れん君親子に会いに行く前の日でした。明日、れん君とのセラピーを、どのように進めようかと考えていました。私は、子どもと会う直前に何をしようかと考えることが多いです。なぜなら、ほとんどの場合、計画通りにはいかないし、遊びは基本的に「自由」を感じる必要のある活動なので、柔軟性が何より大切だと思うからです。何をするべきかという計画を練れば練るほど、計画を立てた者はその計画を遂行したくなってしまうものです。また、大切なことはその子どもを総体としてとらえることであり、たぶん私は無意識下でその子どものことをあれやこれやと考えているのだと思います。結局、前の日にお母さんにお願いしたことは、生まれてすぐに新生児で入院していたときの写真、次の形成外科の手術の際に入院した写真などを用意しておいてくれないか、というものでした。

なぜ、そのようにお願いしたのか考えてみました。二回、れん君とかかわって分かったことは、れん君が、とても賢い子どもだということ、お母さんが大好きだからこそ、がっかりさせたくない気持ちがあること、命の再生やからだの仕組みに興味があること、医療からとても強いストレスを感じてきたことでした。彼は何かと戦っていました。小さなからだではありましたが、まじめに一生懸命何かと戦っていたのです。その戦っている敵のヒントが、写真の中にあるのではないかと考えたのです。

駅まで迎えに来てくれたれん君は、家につくと私と一緒にプリンを食べてから一人で遊び始めました。お母さんが、「写真を探したのですが、なかなかいいのが見つからなくて」というと、真剣な顔つきでれん君がやってきました。探しているのが、れん君が生まれた頃の写真だと分かると「見たい」とのこと。早く見つけてほしいと、お母さんにねだり始めました。お母さんが探していると、押入れの中から動画が出てきました。動画を再生すると、入院中、生まれたばかりの小さなれん君を大切に抱っこするお母さんの姿、お父さんの姿、そしてお母さんとお父さんの会話が録音されていました。れん君は、お母さんのひざの上に座りお母さんの服の中に手を入れ、おっぱいをさわりながら必死で動画を見ています。れん君は「お母さんのおっぱいを飲むところが見たい。見せて」というので、またお母さんは動画を探しました。すると、お母さんのおっぱいを口に含むれん君が写る場面が出てきたのです。そのときのれん君の表情は、ホッとしたような、安心したような、そんな表情に私には見えました。

今思い出しても、れん君は深い満足感をたたえた表情で、とても神秘的な場面でした。もしかすると、れん君は自分はサイボーグだと思っていたのかもしれません。お母さんに病院に置

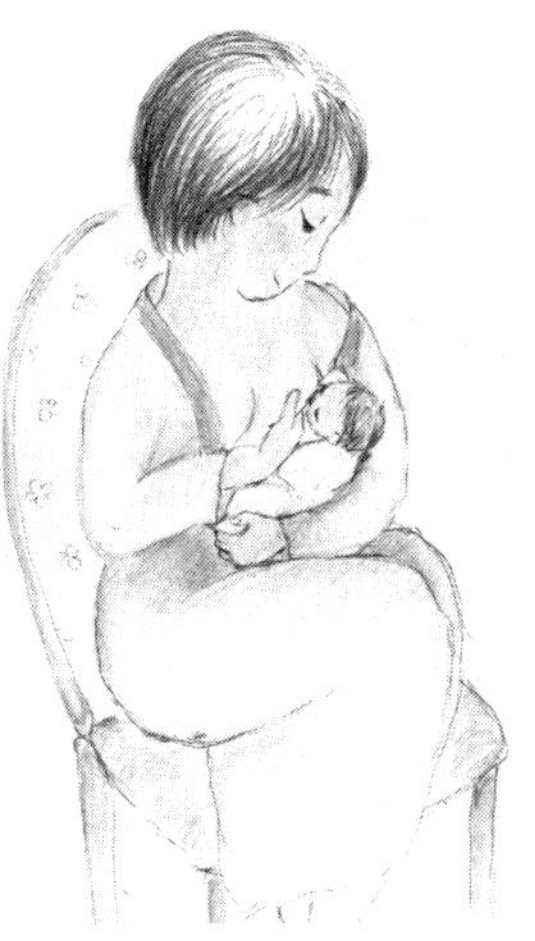

き去りにされたと思っていたのかもしれません。でも、画面にはお母さんにしっかりと抱かれたれん君、そしておっぱいを含むれん君、そして親子三人のつながりがしっかりと写っていました。れん君は安堵していたのかもしれません。私は思わず「れん君、将来はお医者さんになるといいよ。そして、こんな経験をしたんだと、患者さんに伝えられるお医者さんになるといいよ」といいました。

この日も、これで十分だと感じて帰りました。自己注射はまだ終えていませんでしたが、れん君の不安を一つ取り除けたと思う気持ちがありました。また、れん君が欲していた安心感が何なのか少し理解することができたように思いました。そして、二日後にお母さんから次のメールが来ました。

ついに注射を打ったれん君

松平先生

ついに、れんが自分で注射できました！　二十分くらい、抱っこして、泣いて、なだめての繰り返しでしたが、わたしが自分の足に打ったあと、れんが自分ひとりで椅子に座り、自分で（プラス私が手を添えて）注射できました。

やはり、ほとんど痛みはなかったようで、あっけにとられたような顔をしていました。本当に、嬉しいです！

今夜はどうしてもやろうという強い気持ちで望んだこと。本人が「まだ」という時は打たなかったこと。これまでの遊びを積み上げてきた成果が実ったと思います。

松平先生のおかげです。本当にありがとうございます。ついにこの日が来たことに、感動しています。

水野

ということで、れん君は注射を打てるようになったのです。とても嬉しい知らせでした。しかし、添付されたれん君の写真からは、あまり満足感は感じられませんでした。お母さんは虚脱状態と表現しましたが、私はれん君の写真の表情を見て、不本意なことをしてしまった後悔にも似た表情を感じました。そして、それかられん君は再び注射を打たなくなりました。なぜ、れん君が注射を打たないのか、私が、彼の気持ちを理解するのはこの後の出来事からなのです。お母さんは、れん君を連れて大学病院に診察にいきました。成長ホルモンについても相談しようと考えていました。これが、お母さんから受診後にいただいたメールです。

松平先生

五月に先生にお越しいただいて以降、在宅での注射は一度もできませんでした。

れんは、どうしても「なぜ、大嫌いな注射をしてまで、大きくならないといけないのか?」その根本的な部分が分からない、納得できないのだと感じました。

六月に病院を受診しましたが、その前日、「病院は病気の人が行くのに。れん君、元気なのにどうして病院行くんだろう?」と言いました。

病院では、これまでの経過を医師に伝え、①HPSの支援を受けていること、②在宅での注射は困難と感じていること、③健康上問題ないのであれば、治療を中断する選択肢も考えていることを話しました。

医師からは、

◎SGA性低身長の場合、成長ホルモンは出ているので、健康上問題が生じることはない。

◎身長が高いほうが、所得が高い(身長と所得の相関関係)という研究結果がある。

◎起きている時に注射できないのであれば、寝ているときに打つことを勧める。

といった話がありました。

「所得が低くなる可能性があるから注射する」という理屈は、釈然としないし、れんに説明できないと思いました。また、寝ている時に注射するというのは、以前に逆戻りしてしまうことなので、絶対に嫌でした。医師と話し合い、新しいタイプの注射器を試し、それでもダメな場合は、治療を中断することを医師に伝えました。

新しいタイプの注射器を持って帰りましたが、結局だめ（というか、本人も、私もやる気がないせいですが…）。でも、それでいいと思っています。以前、先生が講演で話して下さったイギリスのお母さんの話『病気はこの子の一部であって全部ではない。むしろ、ほんの一部でしかない。患者ではなく、一人の子どもとして接してほしい』その心境に近づいたのだと思います。

主人にも変化がありました。今までは（注射する〈させる〉のは、当たり前。どうしてやらないんだ！）そういうイライラしたものを感じていましたが、四月以降、れんと私のやりとりを見ていて、注射しなさい、と言わなくなりました。注射するか、しないか、それはれんが決めていい。そういうスタンスに変化してきました。

れんは「注射しないで、ごはん食べて大きくなる」と言っています。主人はそれを聞いて「プロテインでも買って飲ませてみようか」と言い、ドラッグストアで、プロテインを買ってきました。れんは「マズイ」と言って飲みませんでしたが（笑）、叱ることはありませんでした。今は、主人が、まずいと言いながら自分で飲んでいます。

松平先生の支援を受けて、本来あるべきところに戻ってきたような感じがします。れんは、先日の受診の際も、医師の前で萎縮することなく、「れん君、注射きらいなんだよね」「苦手なんだよ」などと、主張していました。尿道下裂の術後の状態をみるため、おちんちんを触診されたのですが、その際もげらげら笑っていました。今までは考えられない光景でした（以前は、ヒステリックに泣き叫んでいたので）。

松平先生のアドバイスを受けて、三歳のときの尿道下裂の手術について、説明していたのがよかったのだと思いました。写真は、尿道下裂の説明に使ったノートと、黒いストローに小麦粉粘土をまきつけたもの。小麦粉粘土がおちんちん、そこに、尿道（ストロー）をつくる手術をやって見せたときのものです。れんは興味津々で、どうやって（尿道）作ったの？　痛くないの？　うんちは、ちゃんと出てた？　などと質問してきました。説明のあとは、小麦粉粘

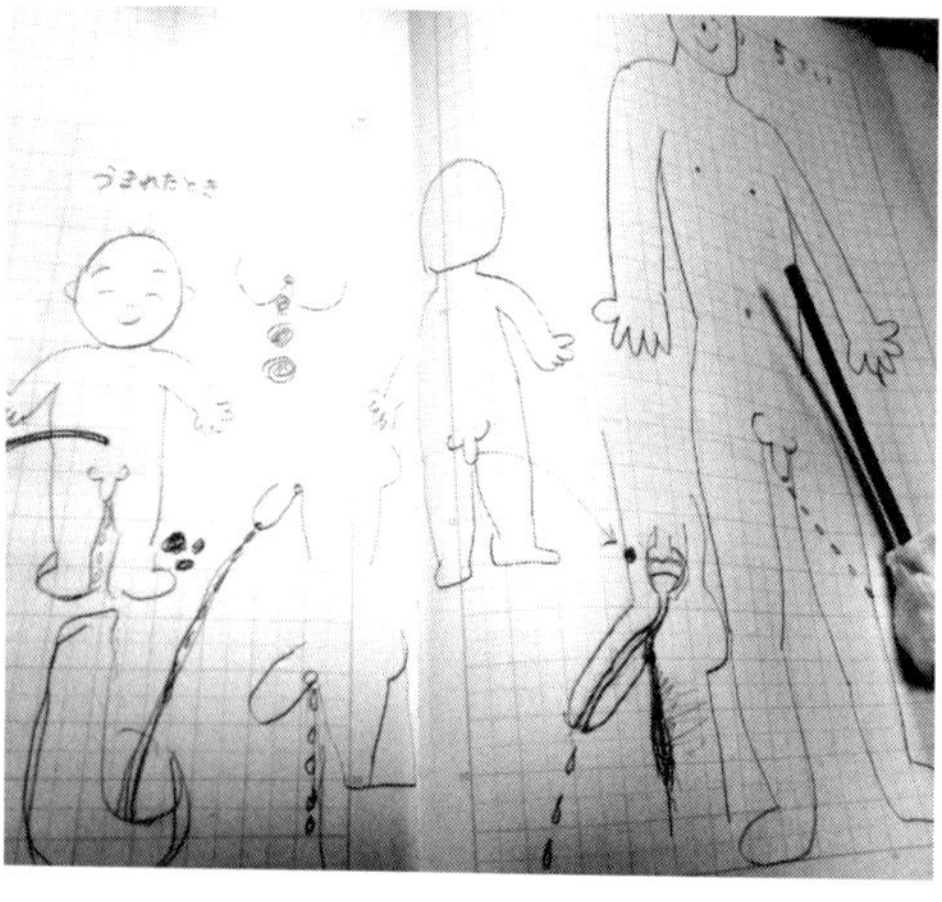

土で思い切り遊びました。

　大きな紙にれんをねかせて型をとり、そこに注射針をおいて、どのくらい針が小さいか、その対比を見せたりもしました。私自身に遊びのスキルが乏しいせいもあり、つい説明的になりがちでしたが、視覚的にわかるようにと思って作りました。

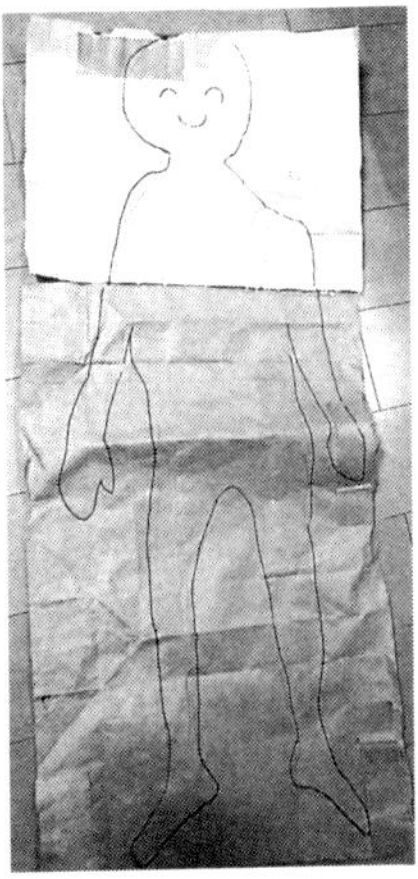

　松平先生の支援を受け、れんは、これまでの医療体験を、遊びの中で消化することを学んだと思いますし、自己主張できるようになり（自分が主体だ）という感覚が出てきたと思います。わたし自身は、子どもに対する見方・考え方を学び、遊ぶことで、れんの人生、れんの心とからだなんだ、と思えるようになりました。

　最初に先生にお会いしたとき、松平先生から「（子どもに）もっと尊厳を持って接することですね」という言葉をいただいたときは、訳がわからず随分落ち込みましたが、今はずっとその意味がわかります。

　今までは、れんのことを不完全な欠陥のある理解力の乏しい人間として見ていた。しかし、そうではなく、生まれてきた命そのものが、れんという固有の存在で、私が思う以上に、いろんなことを感じ、疑問に思い、考えているということ。それを松平先生に教えていただきました。

こうして書いてみると、ＨＰＳ（松平先生）の支援を受けてきた本当の目的は、注射ができるようになること、ではなくて、もっと深い部分、れん自身の心の回復であったり、私（母親）へのケア、親子関係の修復、信頼関係の再構築といった、親子が生きることを肯定するための支援だったのかなと思います。うまく書けませんが、今感じていることのすべてです。松平先生、ＨＰＳという存在に出会うことができ、本当によかったと思っています。先生、本当にありがとうございました。

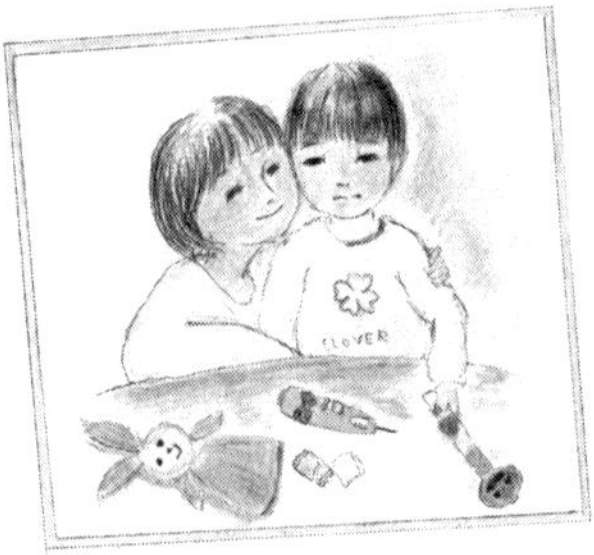

水野

私は、このお母さんからの手紙を読んで、深く感動し、しばらく涙が止まりませんでした。れん君に対し敬意を深く感じ、頭を垂れました。彼が自分の存在価値を示したことに、心が揺さぶられました。また、お母さんのれん君に対する深い愛情に感銘を受けました。れん君は、ぼくのからだは病院ではなくお母さんが作ったのだとの確信を得ることによって、お母さんとの関係性がゆるぎないものと感じることができたのではないでしょうか。そして、それまで医療が怖くて表現できなかった疑問「そこまでして背を伸ばす必要はどこにあるんだ」「病気ではないぼくが、なぜ病院に行かなければならないのだ」という疑問を自信を持って表現し、「お医者さん、ぼくの診察はしてもいいけど、ぼくのことは最終的にはぼくが決めるよ」とれん君は見事に主張したのでしょう。

　子どもの権利条約に影響を与えたコルチャック先生は小児科医でした。コルチャック先生が書き残した言葉にある一貫したメッセージは、「大人と子どもは変わらない。子どもの能力のほうが低いなどと思ってはいけない」です。れん君はまさにその真実を私に教えてくれた小さな巨人であり、私に、子どもには無限の力がすでに備わっていることを教えてくれたヒーローです。れん君から私はホスピタル・プレイのもっている本来の役割を教えてもらいました。

　皆さんはこの自画像から何を感じますか？　私は強く大きなれん君の自身と、生きる力を感じます。

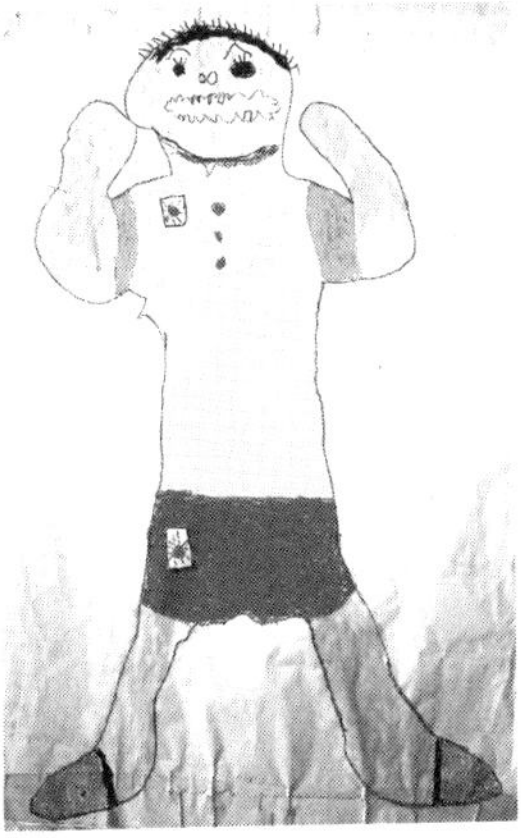

れん君自画像

Q

私の働きかけはれん君の4つの生きる力にどのように作用したでしょうか？考えてみてください。

Q

れん君にとってどのような援助があればよかったのでしょうか？入院中、入院後について考えてみてください。

Q

れん君の将来について考えてみてください。どのような課題が想像できますか？

あとがき

私はいわゆるハイリスクと呼ばれる子どもたちとかかわった後、口ずさんでいる歌があります。それがウルフルズの『ええねん』です。この歌は軽快でストレートで「あなたはあなたのままでいい」と訴えてくれます。

私が子どもたちにもっとも伝えたいことはYou are Enough（あなたはあなたのままで十分なんだ）ということなのです。病気の子どもであっても被虐待児であっても、「あなたはあなたのままで十分なんだ」というメッセージを他者から受け取ったことの無い子どもは、自分の問題を解決する方向には決して向かないだろうと思うのです。

その大切なメッセージを伝えるツールになってくれるのが「遊び」だと思います。遊びは、とてつもない力を持っている神秘的な行動です。子どもたちが遊びを通して自分と向き合い、社会の中でつながり生きようとする姿を感じ取ってもらったのならうれしいです。

すべての子どもたちに深い敬意を表します。

松平千佳

【著者】

松平千佳（まつだいら・ちか）

静岡県立大学短期大学部准教授、NPO 法人ホスピタル・プレイ協会理事長。

佛教大学大学院社会学研究科博士課程後期満期退学（社会学修士、1990）、専門は対人援助技術。ホスピタル・プレイの方法論・養成を専門分野として活動。2011 年 1 月、英国 Hospital Play Staff Education Trust より、ＨＰＳに認定。主な著書に、『ホスピタル・プレイ入門』（建帛社、2010）、『実践　ホスピタル・プレイ』（創碧社、2012）がある。

遊びに生きる子どもたち　ハイリスク児にもっと遊びを

2020年2月1日　第1刷発行

著　者　松平千佳

挿　絵　木村尚子

発行人　浦谷さおり

発行所　金木犀舎
〒670-0935 兵庫県姫路市北条口1丁目9久宝寺ビル2F
電話 079-229-3457　FAX 079-229-3458
https://www.kinmokuseibooks.com/

印刷製本　シナノ書籍印刷株式会社

ISBN 978-4-909095-04-6　C0037